アレルギーから子どもを守る

—ダニ対策24の秘訣—

南部 光彦

東京図書出版

まえがき

アレルギー疾患は近年、増加してきました。清潔すぎる環境がその原因の一つと言われています。衛生仮説です。ただし不潔が良いわけではありません。また一旦、アレルギーを発症してしまった場合には、掃除をしてダニアレルギー対策をするなど、しっかりと対処することが重要です。

まずはアレルギーについて知ってほしいと思います。アレルギーとは「本来、人間にとって大切な免疫が、反応しなくてもよいものに対して過剰に働いて、身体《からだ》にとってありがたくない症状が出た場合」のことを言います。ぜんそくやアレルギー性鼻炎、アトピー性皮膚炎などがあります。またアレルギーを起こす原因物質を「アレルゲン」と言います。日本で最も問題となるアレルゲンがダニです。その他に、カビや花粉、動物、食物などがあります。

このアレルギー反応を起こすもとになるのがIgE抗体です。アレルギー疾患では、一人の子どもで年を経るにつれて、アトピー性皮膚炎、ぜんそく、アレルギー性鼻炎と、次々とアレルギー疾患が変化していくことがあります。これを「アレルギーマーチ」と言います。ダニに対するIgE抗体が、はじめはアトピー性皮膚炎、しばらくしてぜんそくを引き起こしたり、ダニIgE抗体がアトピー性皮膚炎を起こし、その後スギに対するIgE抗体が産生されてアレルギー性鼻炎を発症したりすることもあります。

また、最も問題となるアレルゲンのダニ対策で重要なのは布団の掃除です。まずは布団を干して掃除機をかけましょう。ダニアレルゲンは、ダニの糞や死骸ですが、アレルゲンを取り除くとともに、生きたダニをやっつける工夫が大切です。もちろん布団だけでなく、床の掃除やダニの餌になるカビの対策も重要です。

ダニに対する特別な治療として、免疫療法があります。身体にダニを入れて、アレルギーを治そうとする方法です。皮下に注射する方法は100年の歴史があります。最近はダニアレルゲンを舌の下に入れて、免疫療法を行う舌下免疫療法が12歳以上のアレルギー性鼻炎の患者さんに使えるようになりました。

それでは、この本でアレルギーのこと、またダニ対策の方法を知って、子どもたちをアレルギーから守っていきましょう。

アレルギーから子どもを守る ❖ 目次

まえがき　1
序　章　［衛生仮説］きれいになりすぎたからアレルギーが増えた!?　9
第一章　アレルギーの病気　12
1　免疫とアレルギー
2　アレルギー
3　アレルギーの病気
4　アレルギーを起こす原因物質
5　スギ花粉症
6　食物アレルギー

7　ペットアレルギー
8　ダニアレルギー

第二章　アレルギー反応とアレルギーマーチ……25
1　アレルギー反応の起こり方
2　IgE抗体の産生
3　アレルギーマーチ

第三章　ダニ対策24の秘訣……41

第四章　免疫療法（ダニを使った治療法）……93

終章　子どもたちの生活環境……97
1　家庭生活
2　地域社会
3　保育所、幼稚園、学校
あとがき……105

序章

[衛生仮説] きれいになりすぎたから アレルギーが増えた!?

アレルギー疾患がこれほどまでに増加してきた原因の一つとして、清潔すぎる生活が挙げられます。清潔すぎる環境で育ったためにアレルギーを起こさないようにする免疫の力が弱ってしまったのです。50~60年前の私が住む京都の下町では銭湯が普通でした。銭湯にはさまざまな人が入浴し、時には湯船に垢や何か得体のしれないものが浮かんでいることもありました。そんな中で潜って遊んだりもしました。また自然なままの疎水をせき止めたようなところでもよく泳ぎました。普通の家庭にはテレビがなかったために、外遊びが普通でした。少し汚い砂場でも、気にせず遊んでいました。家庭ではまだ冷蔵庫も十分普及しておらず、鍋に残った煮物は常温に置かれ、何度も火を通して食べていました。餅にカビが生えるのは当たり前で、そこを削ったお餅は、少しカビ臭くても普通に食べていました。

ところが今はどうでしょう？　冷凍冷蔵庫が普及し、食べ物は真空パックでカビも生えません。防腐剤もたくさん使われ、抗菌グッズもてはやされています。犬や猫の糞が落ちているような砂場での遊びは、すぐ中止になります。きれいな管理された砂場でしか子どもたちは遊びません。外遊びもせず、家の中でゲームをしている子どもたちが多くいます。このように清潔すぎる環境に育った今の子どもたちは、アレルギー疾患を発症しやすくなっています。

ぜんそくやアトピー性皮膚炎などのアレルギーの病気では、ダニやカビ、花粉、動物のフケなどが原因になります。食べ物を食べて症状が出れば食物アレルギーの可能性がありますが、落ちている食べ物が原因でアトピー性皮膚炎が悪化することもあります。ただ日本では、アレルギー疾患の原因で一番問題になるのはダニ、その中のヒョウヒダニです。日本の風土はダニには居心地が良いのでしょう。家庭環境のどこにでもダニは潜んでいます。ダニを撲滅することはできません。一旦、アレルギー疾患を発症してしまった場合には、このダニと上手に付き合っていくことが大切です。

第一章

アレルギーの病気

1　免疫とアレルギー

わたくしたちの身体《からだ》には、ウイルスなどの微生物に抵抗するための免疫の働きが備わっています。たとえば、おたふくかぜは一度罹《かか》ると、二度と罹りません。これが免疫の仕組みです。この場合にはIgG抗体が主に役に立ちます。（マンガ1）

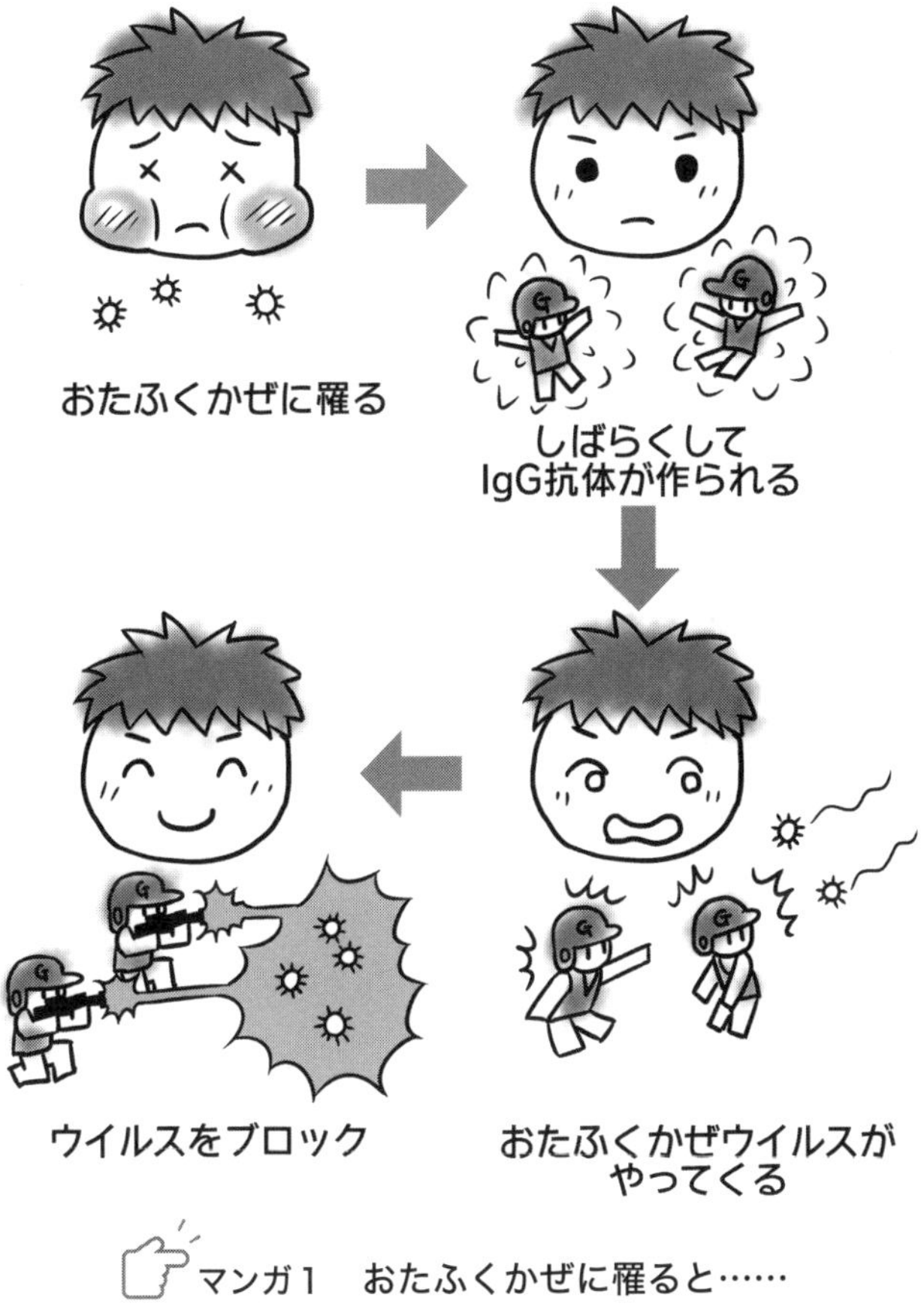

マンガ1　おたふくかぜに罹ると……

2　アレルギー

正常な免疫の働きが、本来、反応しなくてもよいものに反応し、それが過剰になって身体に負担となることを、アレルギーと言い、主にIgE抗体が関与します。（マンガ2）

3　アレルギーの病気

アレルギーの病気には、ぜんそくやアレルギー性鼻炎、アレルギー性結膜炎、アトピー性皮膚炎、じんましんなどがあります。これらの病気は、その症状がどこで起こるかで名前が付いています。呼吸器である気管支で症状が出れば「ぜんそく」、鼻であれば「アレルギー性鼻炎」、目であれば「アレルギー性結膜炎」、皮膚であれば「アトピー性皮膚炎」や「じんましん」です。全身の症状が出ればアナフィラキシーで、重症になればアナフィラキシーショックです。

鼻にスギに対する
IgE抗体が潜んでいる
スギ花粉が入ってくる
キャッチ!
抗体とスギ花粉が
結合して反応
くしゃみ・鼻水が出る
くしゅみ
鼻水

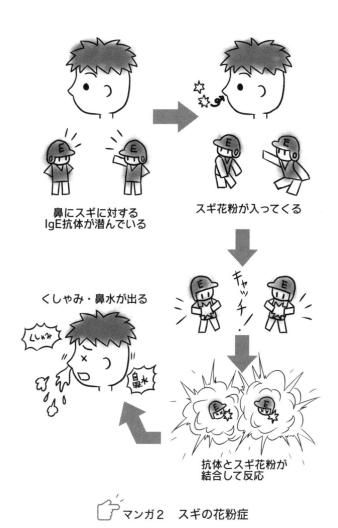

マンガ2　スギの花粉症

コラム　アナフィラキシー

アナフィラキシーは皮膚・粘膜、呼吸器、消化器、循環器、脳神経などのいろいろな部位に症状が出て、命の危険にさらされたような場合に言います。表に示しますように、二つ以上の部位に症状があって、しかもある症状がグレード3であるか、あるいはグレード2が二つ以上の部位に見られる場合にアナフィラキシーと言います。血圧が下がり、顔色が悪くなり、意識が低下すればアナフィラキシーショックです。アナフィラキシーショックの状態では、脈が触れにくくなります。もし脈を計ることができれば、脈が速くなっています。普段から脈に触れる練習をしておくことが大切です。食物が原因のことが多いのですが、蜂に刺されたり薬が原因のこともあります。

（マンガ3）

アナフィラキシーの重症度

部位	グレード１（軽い症状）	グレード２（中くらいの症状）	グレード３（重い症状）
皮膚粘膜（くちびるや目）	がまんできるかゆみ、部分的なじんましんや発赤、くちびるの腫れ、まぶたの腫れ、目の充血やかゆみ	猛烈なかゆみ、全身のじんましんや発赤、顔全体の腫れ	
呼吸器	時々おこる咳、くしゃみ・鼻水・鼻づまり	繰り返す咳、軽い息苦しさ	持続する強い咳込み、犬が吠えるような咳、声がかすれる、のどや胸が締め付けられるような感じ、物が飲み込めない、ゼーゼーする、呼吸しにくい、呼吸ができない
消化器	のどのかゆみやイガイガ感、吐き気、１回の下痢やおう吐、軽い腹痛	のどの奥の痛みやむくみ、２～３回の下痢やおう吐、強い腹痛（がまんできる）	がまんできないような強い腹痛が持続する、繰り返し吐き続ける、便をもらす
循環器		脈が速い、顔が青白い	脈が触れにくい、脈が不規則
脳神経	元気がない	眠気、軽度の頭痛、恐怖感	興奮する、ぐったりする、意識がなくなる、尿や便をもらす

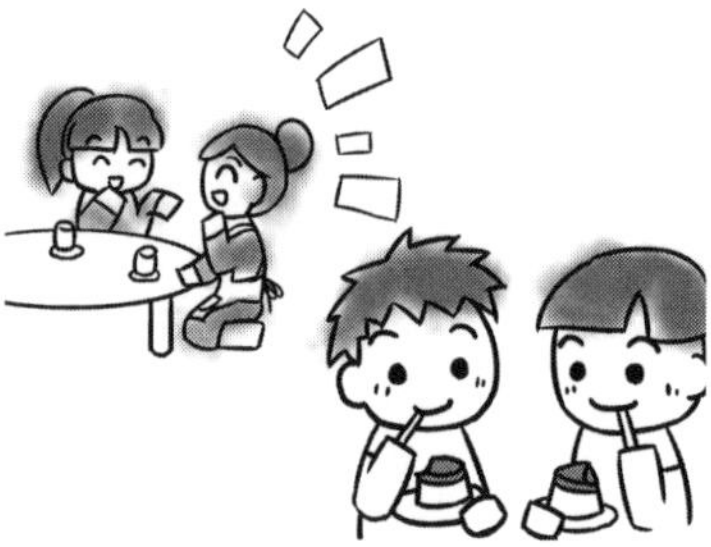

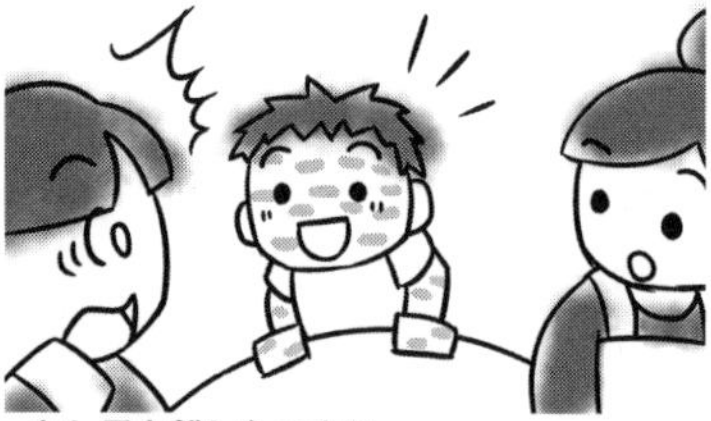

もし目を離したスキに
子どもがアレルゲンを食べてしまった場合

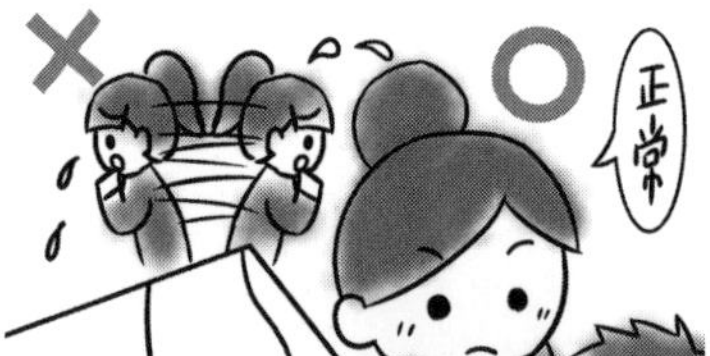

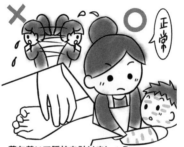

落ち着いて脈拍を計りましょう。
比較ができるよう普段から
子どもの脈に触れておくことが大切です。

アナフィラキシーを起こしている場合は
脈拍が速くなります。

マンガ３
アレルギーが出たときは、あわてず脈をみよう！

4　アレルギーを起こす原因物質

一方、病気を起こす原因からみた場合には、ダニアレルギー、カビアレルギー、ペットアレルギー、花粉アレルギー（花粉症）、食物アレルギー、ゴキブリアレルギー、薬アレルギーなどとなります。その中のアレルギーを起こす成分をアレルゲンと言います。

5　スギ花粉症

スギ花粉症はスギが原因で起こっているという意味ですが、スギの木から飛んできた花粉は、大きさが20～40ミクロンと比較的大きく、肺の奥まで届かないため、スギ花粉症ではぜんそくではなく、普通は鼻炎や結膜炎が起こります。したがってスギ花粉症と言えば、アレルギー性鼻炎・結膜炎の代名詞になりますが、注意しないといけないのは、スギ花粉が干していた肌着に付いて皮膚炎がおこることもあるということです。（マンガ4）

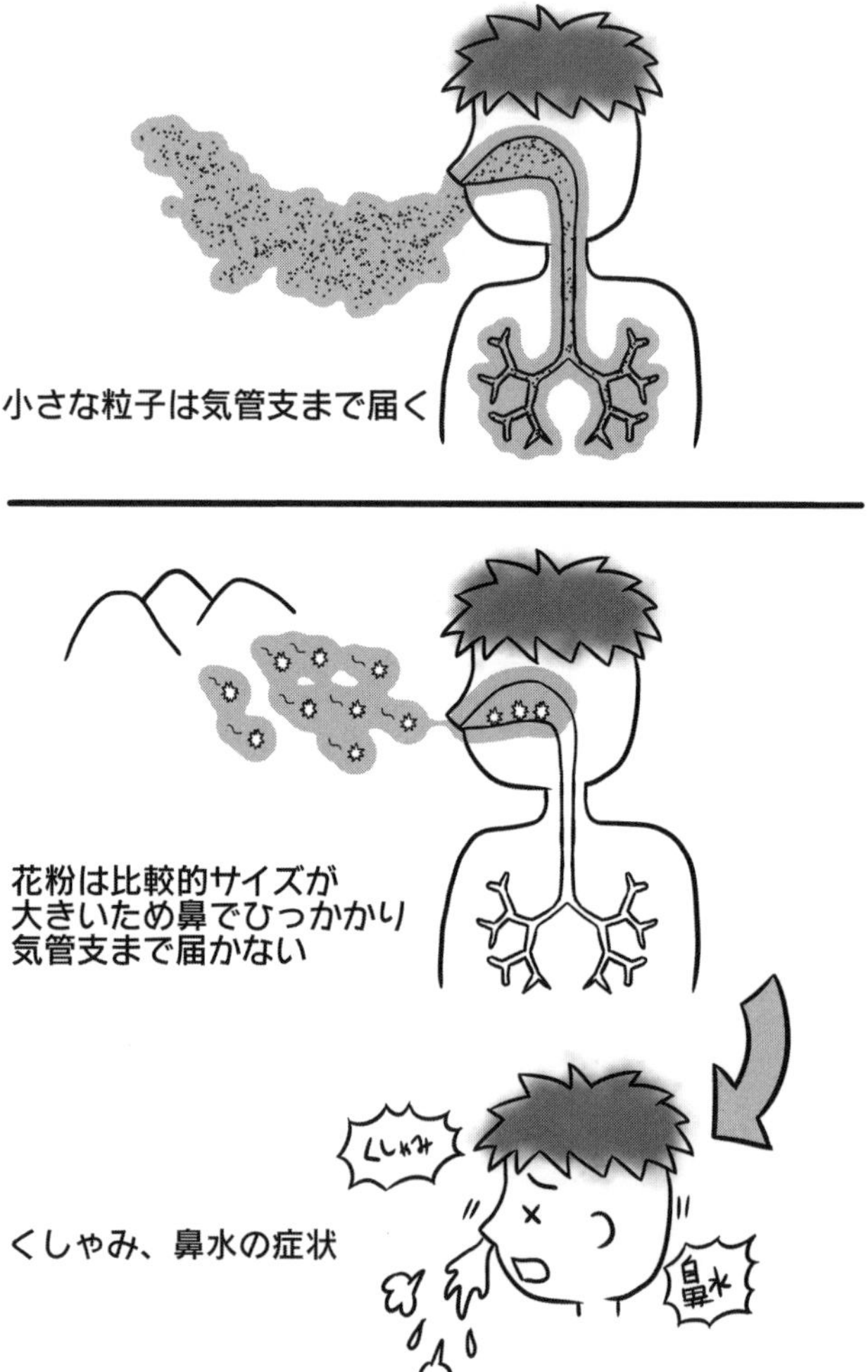
小さな粒子は気管支まで届く
花粉は比較的サイズが
大きいため鼻でひっかかり
気管支まで届かない
くしゃみ
くしゃみ、鼻水の症状
鼻水

マンガ４　スギ花粉は鼻でひっかかる！

コラム　ミクロン

ミクロンはマイクロメーター（μm）のことです。1mの1000分の1が1mm、1mmの1000分の1が1μm（ミクロン）です。さらにその1000分の1が1nm（ナノメーター）です。ナノテクノロジーと最近よく言われますが、ナノは非常に小さなものです。またPM2・5も問題になりますが、これは2・5ミクロンより小さな粒子ということです。

6　食物アレルギー

食物が原因で起こる病気ではじんましんが有名です。エビを食べてじんましんが出るという人は結構多いようです。じんましんで終われば良いのですが、アナフィラキシーになると命とりにもなります。食べ物では食べて症状が起こるだけでなく、空中に舞い上がった食物アレルゲンを吸い込むと、ぜんそくが出ます。パン屋さんのぜんそくは小麦粉が原因です。私がこれまで診てきた患者さんの中には、精米所を営んでいた家庭でぜんそくが良くならなかったのに、アパートに引っ越したらぜんそくが良くなった子どもがいました。コメアレルギーによるぜんそくです。また同じ子どもで、米粉を使ってお餅を丸めていたところ、アレルギー性結膜炎が起こりました。また別に酒造業の家庭でアトピー性皮膚炎が治りにくかったコメアレルギーの子どもも診てきました。ハイハイする子どもでは、床に落ちた食物が、顔や手足の湿疹の原因になっている場合もあります。

7　ペットアレルギー

ペットは、その毛やフケがぜんそくやアトピー性皮膚炎、アレルギー性鼻炎の原因になります。ペットを飼っている家に行くと症状が出るような場合には要注意です。なめられて湿疹が悪化することもありますし、ハムスターに噛まれてアナフィラキシーになったという報告もあります。

8　ダニアレルギー

アレルギーの原因はいろいろありますが、日本で特に問題なのはダニです。布団にもぐりこんで咳が出た、押し入れの中に隠れていたらゼーゼーが始まったというときは、その原因としてダニアレルギーが疑われます。おばあちゃんの家に行ったときに咳が出たり、鼻水が出たり、また皮膚がかゆくなったりするようなら、掃除がおろそかになっていて、ダニアレルギーによる症状が出ているのかもしれません。生きているダニはサイズが大きく、成虫では300～400ミクロン、つまり0・3～0・4㎜くらいあります。ダニの場合、それが飛んでくるわけではありませんが、死骸や糞が乾燥して、バラバラに壊れて小さくなったかけらがぜんそくの原因になります。ただお好み焼き粉の中で繁殖したダニを食べてアナフィラキシーが起こった、という例も報告されていますので、どこにダニが

いるか、気を付けなければなりません。（マンガ5）

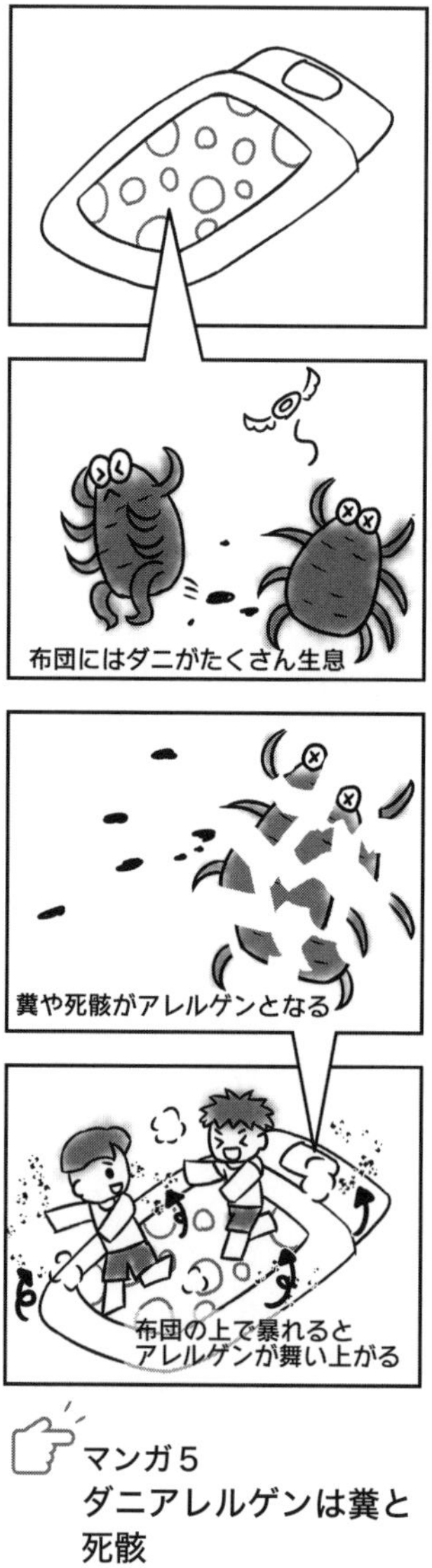
布団にはダニがたくさん生息
糞や死骸がアレルゲンとなる
布団の上で暴れると
アレルゲンが舞い上がる

マンガ5
ダニアレルゲンは糞と
死骸

第二章

アレルギー反応とアレルギーマーチ

1　アレルギー反応の起こり方

アレルギー反応はどのようにして起こるのでしょうか？　その機序として大切なのは、前に述べましたようにIgE抗体です。血液検査でダニなどに対するIgE抗体があるかどうか調べます。ダニなどのアレルゲンのエキスに対する皮膚の反応を調べることもできます。このIgE抗体が肥満細胞に結合し、そこにアレルゲンがやってきてIgE抗体に結合すると、肥満細胞からヒスタミンやロイコトリエンなどさまざまな物質が放出されて炎症が生じてアレルギー症状が出ます。あるアレルゲンに対してIgE抗体を産生するようになった場合に、「感作《かんさ》された」と言います。（マンガ6）

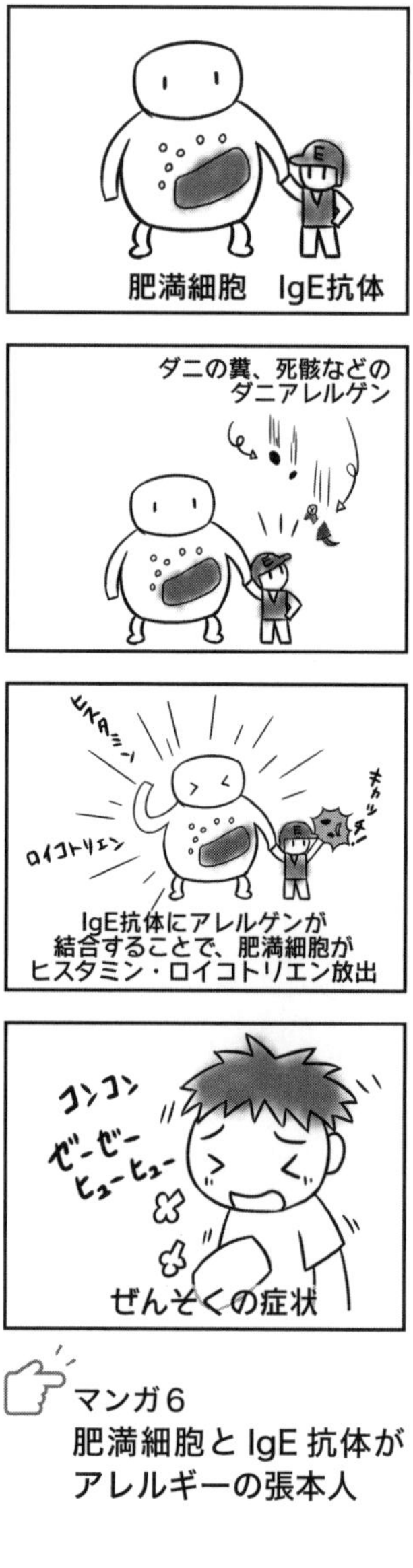
肥満細胞　IgE抗体
ダニの糞、死骸などの
ダニアレルゲン
ロイコトリエン
IgE抗体にアレルゲンが
結合することで、肥満細胞が
ヒスタミン・ロイコトリエン放出
コンコン
ゼーゼー
ヒューヒュー
ぜんそくの症状

マンガ6
肥満細胞とIgE抗体がアレルギーの張本人

コラム　炎症

ケガをしてばい菌が入った時など、赤く腫れて、熱を持って、痛くなります。そのような状態を「炎症がある」と言います。さまざまな細胞が集まってきて、さまざまな物質が産生されて炎症が起こります。アトピー性皮膚炎でも赤く熱を持って、腫れたりしますが、あまり痛みはありません。ぜんそくでは、外からは見えませんが気管支で炎症が起こっています。

2　IgE抗体の産生

ではどのようにしてこのIgE抗体が産生されるのでしょうか？　ダニアレルゲンが鼻や気管支から侵入してIgE抗体が産生される場合もありますが、最近では経皮感作が強調されるようになってきました。つまり、乾燥肌や湿疹で皮膚の弱っているところ、荒れているところからダニなどのアレルゲンが皮膚に侵入して、それによってリンパ球からIgE抗体が産生されるのです。もともとIgE抗体を産生しやすい体質、つまりアトピー体質があれば、要注意です。さらにダニアレルゲンなどは、その成分が皮膚や気道を直接傷つけて、IgE抗体を産生しやすいような状態にします。したがってアレルゲンを減らすとともに、皮膚や気道を常に良い状態にしておくことが大切です。**（マンガ7）**

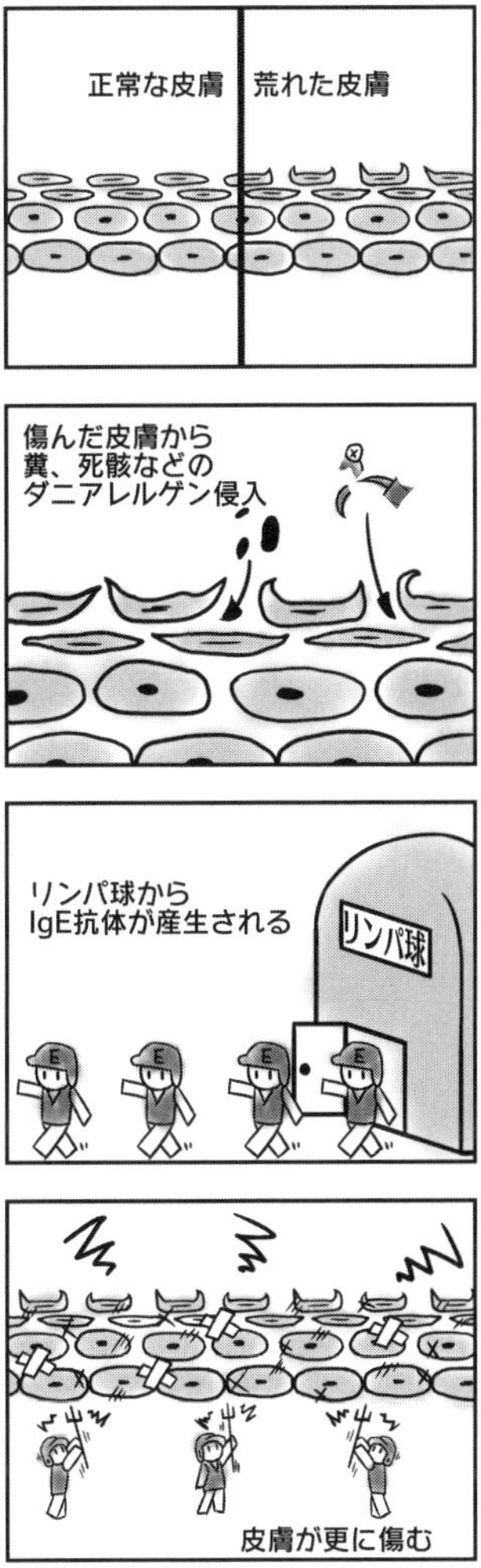

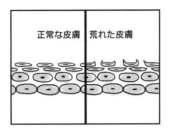

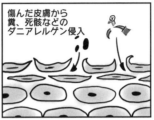

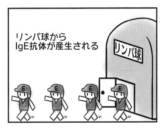

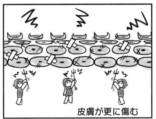

マンガ7
皮膚からアレルゲンが
侵入

コラム　スキンケアの仕方

- お風呂は毎日入りましょう。
- 石鹸は泡立てて、手でなでるように洗います。決してこすらないこと。
- 石鹸はいろいろ試して、その子に合ったものを見つけましょう。
- お湯の温度は熱すぎないこと。季節によっても異なりますが、40℃以下がよいでしょう。
- 保湿剤はお風呂上がりにできるだけ早めに塗りましょう。
- 保湿剤にはワセリンや血行を良くするヘパリン類似物質、また尿素系のものなど、いろいろあります。その子に合ったもの、また季節によっても使い分けが大切です。
- ステロイドの塗り薬は強さがいろいろありますので、かかりつけの先生にその子の状態に合ったものを処方してもらいましょう。
- ステロイドの薬で良くなっても、急に中止すると一気に悪化することがあります。

急に止めるのではなく、1日2回から1日1回に、さらに2日に1回にとゆっくり減らしていった方がよい場合もあります。

◆タクロリムス（プロトピック®）軟膏を使う場合もあります。

◆掻くとかゆくなってまたさらに掻く、という悪循環になります。掻かせないことが大切です。

◆ドクターミトンかゆいっこ®は、掻いても傷が付きにくく、効果があります。

◆かゆみがあるといらいらしますので精神状態も不安定になり、また掻きたくなります。

コラム　気道をきれいに保つには

鼻から気管支まで、空気の通り道である気道においても、炎症を十分に抑えておく必要があります。ぜんそくであれば、場合によっては吸入ステロイド薬などの助けも必要です。鼻の粘膜に付着したウイルスや花粉などのアレルゲンを取り除くには、まずは鼻かみが大切です。さらに可能なら、鼻うがいや鼻洗いも役立ちます。溝掃除と同じように、鼻の中を洗い流すわけです。真水が鼻に入ると痛くなりますが、生理食塩水であれば痛みはほとんどありません。生理食塩水は0・9％の濃度ですが、簡単には塩4・5g（小さじ1杯弱）に水500mlが目安です。鼻洗いや鼻うがい用のグッズもインターネットなどで購入できます。（マンガ8）

風邪をひくと気道の粘膜が傷つけられますので、その予防も大切です。家に帰ったら手洗いやうがいを忘れないようにしましょう。インフルエンザにはワクチンも勧められます。RSという名前のウイルス感染を予防する薬であるパリビズマブ（シナジ

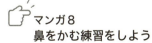

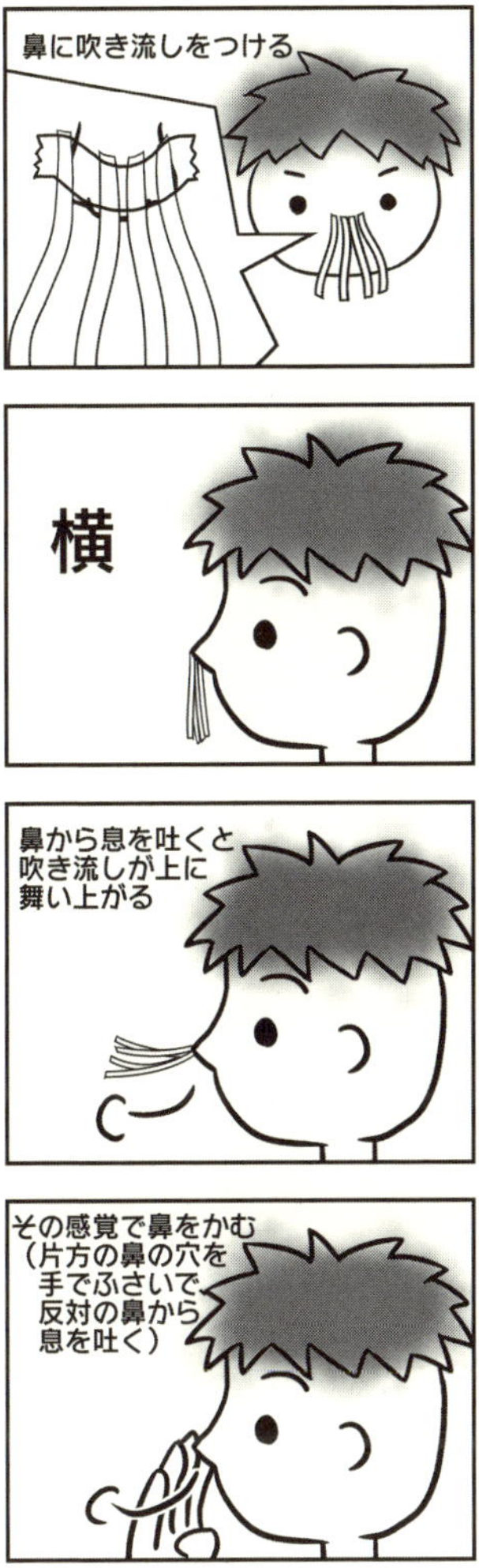
鼻に吹き流しをつける
横
鼻から息を吐くと吹き流しが上に舞い上がる
その感覚で鼻をかむ（片方の鼻の穴を手でふさいで反対の鼻から息を吐く）

マンガ8
鼻をかむ練習をしよう

ス®）が使える子どもでは、その投与も有効です。

また受動喫煙にも注意しましょう。家庭内は禁煙です。家族が外で喫煙した後は、何回も深呼吸して肺の中をきれいな空気と十分入れ替えてから家に入りましょう。服に付いたタバコの煙も少しでもはたいて落としましょう。妊婦さんの喫煙が、妊婦さんから見て孫の世代のぜんそくに影響するとの報告もあり、妊娠中は特に禁煙が望ましいです。

排気ガスでも特にディーゼルエンジンは気道によくないので、トラックなどの交通量が多いところはできるだけ避けましょう。黄砂やＰＭ２・５の情報に注意し、多いときには外出を避け、またマスクなども使用しましょう。

コラム　ダニアレルゲン

皮膚や気道の表面は、そこに並んでいる細胞（上皮）がしっかりしていますので、バリアとして働いて、アレルゲンやばい菌は侵入しにくくなっています。しかしダニなどのアレルゲンはタンパク質を分解する作用を持っていて、皮膚や気道上皮のバリアを傷害します。またダニなどのアレルゲンは、皮膚や気道の上皮細胞に作用してthymic stromal lymphopoietin（TSLP）やIL-25、IL-33などのサイトカインという物質を産生させます。これらのサイトカインは局所のアレルギー反応を起こす重要な物質で、その結果としてアレルギーの炎症が起こります。そうするとさらにバリアが傷害され、アレルゲンが侵入して炎症をどんどん悪化させていきます。またこのような状態では、皮膚や気道上皮からはさまざまなアレルゲンが侵入して、それまで感作されていなかったアレルゲンに対してもIgE抗体産生が誘導されやすくなります。すなわちアレルゲンは局所の炎症を惹起し、そのアレルゲンによる炎症を増強するとともに、別のアレルゲンへの感作も促進する危険性があり、アレルギーマーチに繋がってしまいます。

3　アレルギーマーチ

アレルギー疾患では、アトピー性皮膚炎、食物アレルギー、ぜんそく、アレルギー性鼻炎、アレルギー性結膜炎などが年を経るにつれて次々と変化していくことがあります。これをアレルギーマーチと言います。その順番は人によって異なりますし、同時にいくつかが一緒に見られることもあります。

アレルギーマーチが起こる原因には、アレルゲン感作から考えて大きく分けて二つの側面があります。

①一つは、あるアレルゲンによるアレルギー疾患を発症し、その後そのアレルゲンで別

のアレルギー疾患を発症するというアレルギーマーチです。たとえばダニアレルギーによるアトピー性皮膚炎があって、その後ダニアレルゲンによるぜんそくを発症したような場合です。ウイルス感染による気管支炎が関与したり、あるいはその子どもが兄弟と一緒に家庭内で暴れてダニアレルゲンを吸い込んだりすることも関係している可能性があります。

②もう一つの側面は、あるアレルゲンによるアレルギー疾患を発症し、その後別のアレルゲンに感作されて別のアレルギー疾患を発症するような場合です。ダニアレルゲンによるアトピー性皮膚炎があった場合には、肌荒れや湿疹が影響して、たとえばスギ花粉にも感作されると、スギ花粉によるアレルギー性鼻炎を発症します。

アレルギーマーチを予防するためにも、アレルゲンを減らすとともに、皮膚や気道そのものへの対策が重要です。**(マンガ9)**

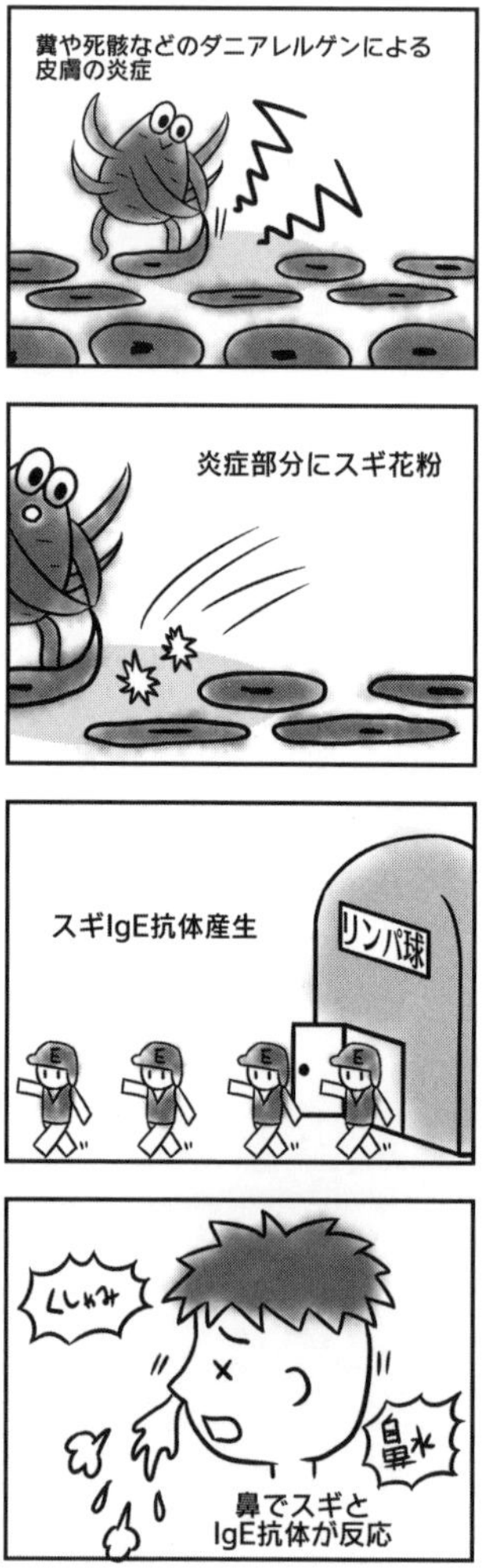
糞や死骸などのダニアレルゲンによる
皮膚の炎症
炎症部分にスギ花粉
スギIgE抗体産生
リンパ球
くしゃみ
鼻水
鼻でスギと
IgE抗体が反応

マンガ９
ダニがスギに味方する

コラム　タンの切り方

タンが絡んでいるときには咳の仕方が重要です。太い気管支に少しタンがこびりついているような状態では、いくら大きな咳をしてもタンは切れません。むしろのどを痛めつける危険性があります。咳をしてもタンが切れないときには、まずしっかり息を吐きます。息を吐ききると、胸が締め付けられますので、気管支が狭くなってタンが気管支を塞ぐようになります。その状態でそのままコホッと咳をするだけでタンが切れることがあります。たとえば紙玉鉄砲では、しっかりと玉で筒に栓をしないと玉が飛び出さないのと同じです。大きな子しかできないでしょうが、しっかり息を吐いて、そのままコホッと咳をしてみましょう。（マンガ10）

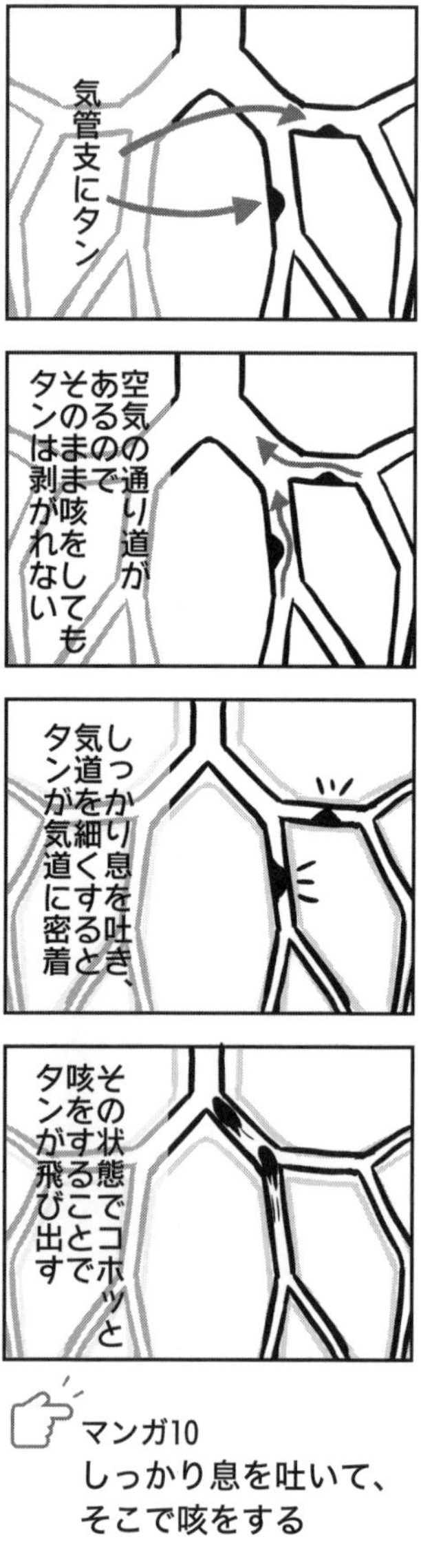

マンガ10
しっかり息を吐いて、
そこで咳をする

第三章

ダニ対策24の秘訣

ダニにかまれてかゆくなった！　この場合のダニはツメダニです。ダニにはヒョウヒダニやツメダニ、貯蔵庫ダニなど、いくつかの種類がありますが、ぜんそくやアトピー性皮膚炎などのアレルギーの病気では、ヒョウヒダニが原因です。高温多湿の日本の風土では、ダニはどんどん繁殖します。

ダニは卵から2～3週間ほどで成虫になり、300～400ミクロンの大きさになります。2カ月ほど生きますが、その間にメスは100個の卵を産むそうです。ダニは高温多湿（温度20～30℃、湿度60～80％）の環境を好みます。ダニの餌は、フケや垢、カビ、食物などです。ペットのフケも餌になります。また、隠れ家となるため布団に多く繁殖します。毛の長いカーペットも要注意です。**（マンガ11）**

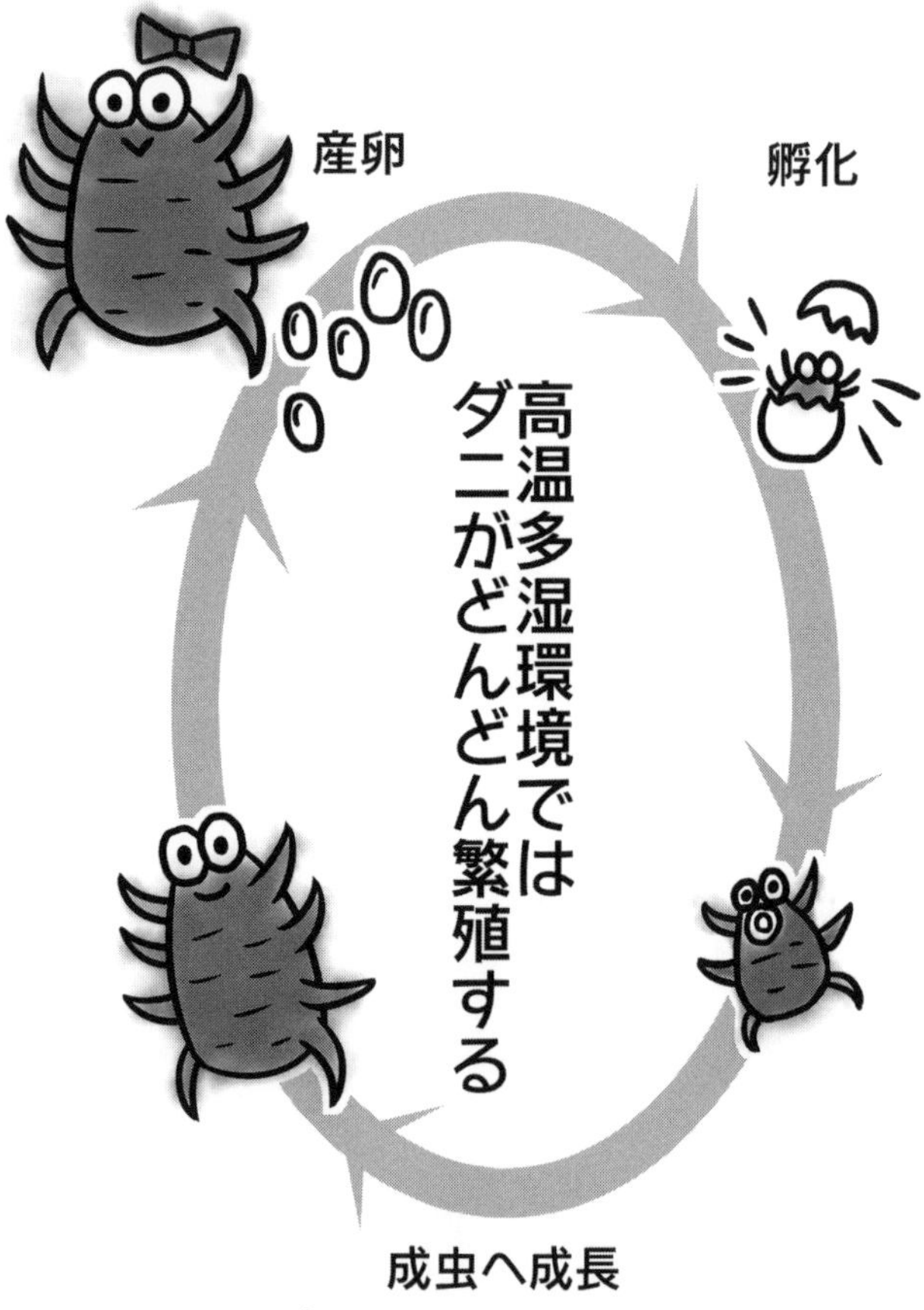

マンガ11　ダニの一生

清潔すぎる環境ではなく、ある程度の不清潔はアレルギー疾患予防には重要ですが、一旦ダニアレルギーを発症してしまった場合には、ダニ対策が必要です。以前は畳の家が多かったのに、今はフローリングが多くなっています。フローリングではダニははびこらないのですが、カーペットを敷けば別です。ダニはぬくぬくと増えます。畳も目の隙間に要注意です。以前は畳を上げての大掃除も行われましたが、今はその光景もめったに見られません。

共働きが増えて掃除も大変です。自動で動く掃除機も出回るようになりましたが、もちろん部屋の片づけが必要です。暖房も完備し、冬場でもダニは居心地良く生活しています。

それでは、Q&A方式でダニ対策を考えてみましょう。

(1) 寝具対策

ダニが多いのは布団です。したがってダニ対策で重要なのは、布団の中のダニです。布団は格好のダニの棲家です。

Q1　布団はどんなふうに干せばいいの？

A 布団を干していると、表面は直射日光で熱くなり乾燥していきますが、ダニは居心地の良い内側の方に移動します。内側まで十分乾燥させることは難しいでしょう。したがって3～4時間して布団をひっくり返して、表裏ともに日に当てることが大切です。布団干しで布団が乾燥するとダニは繁殖しにくくなりますが、生きたダニは布団干しでもなかなか死にません。**（マンガ12）**

また花粉が布団に付かないように、シーツをかけて干す方が良い場合もあります。花粉が飛んでいるときは、布団表面を十分はたいてから取り込むようにしましょう。

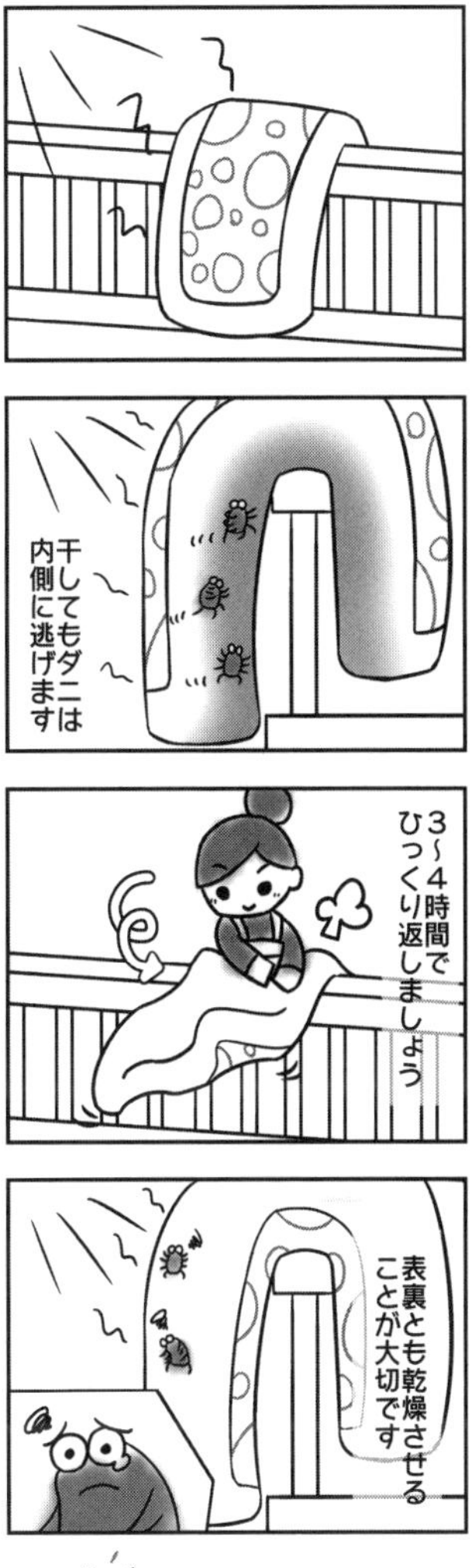
干してもダニは
内側に逃げます
3～4時間で
ひっくり返しましょう
表裏とも乾燥させる
ことが大切です

マンガ12
布団は両面を干す

Q2 布団を干した後のお手入れは？

A 布団を干した後に布団をたたくと、ほこりが飛び出すのが見えますね。けれども布団たたきには、ダニアレルゲンを取り除く効果がそれほどありません。たたいて入れた方が気持ちはいいですね。ただ布団たたきは、近所迷惑で嫌がられる心配もありますので、気をつけましょう。（マンガ13）

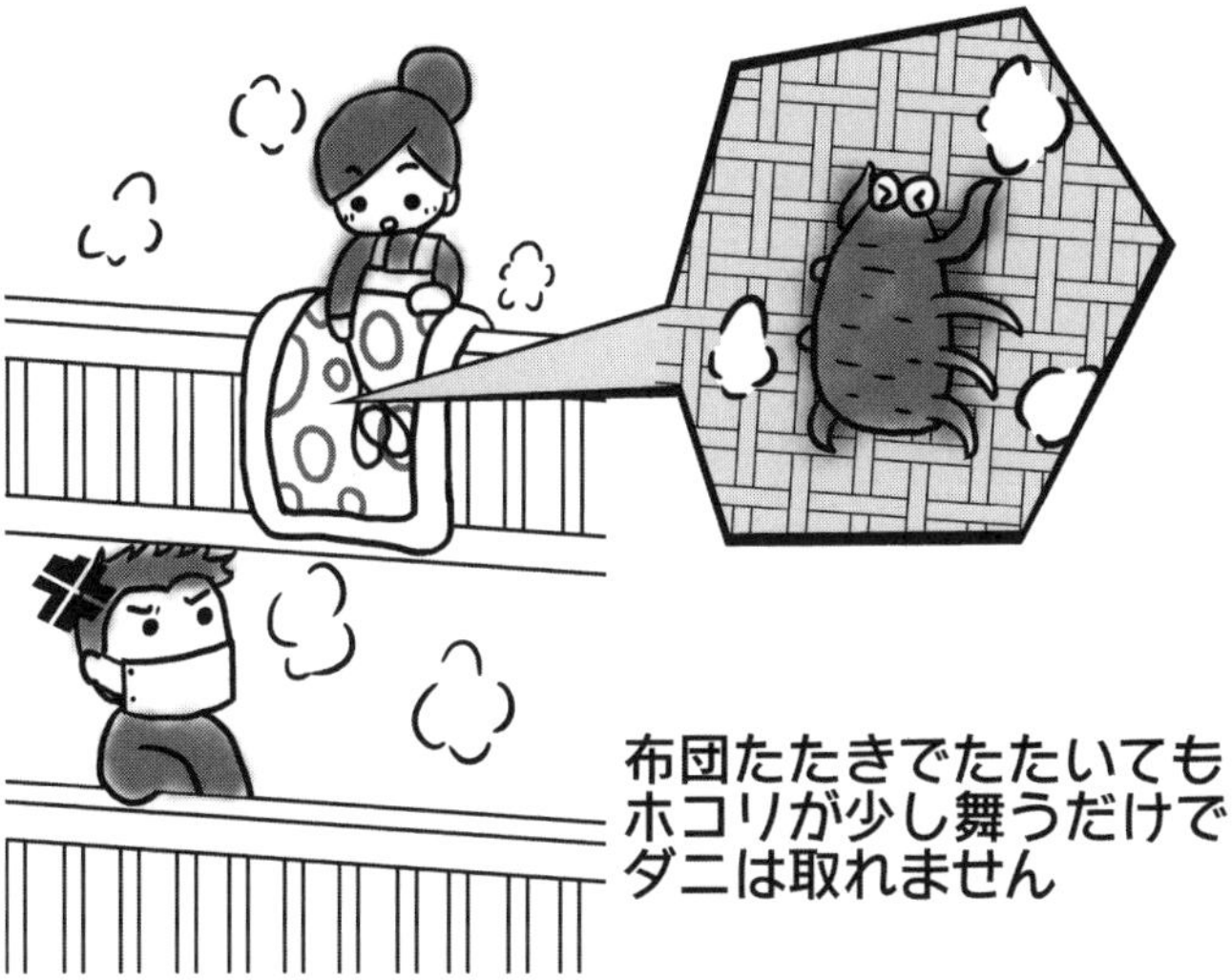
布団たたきでたたいても
ホコリが少し舞うだけで
ダニは取れません

マンガ13　布団たたきは気持ちいい？

Q3　布団に掃除機をかけた方がいいの？

A そうです。大切なのは布団を干した後の掃除機がけです。布団専用の掃除機も最近、販売されていますが、従来の部屋用のものでも問題はありません。布団専用のノズルを先端に取り付けてもよいでしょう。

目安は週に1回で、1m×1mあたりの広さに20秒です。布団の表だけでなく、裏にも掃除機がけを行ってください。掃除機で吸い取れるのは主にダニの死骸や糞などのダニアレルゲンです。生きたダニはなかなか吸い取れません。**（マンガ14）**

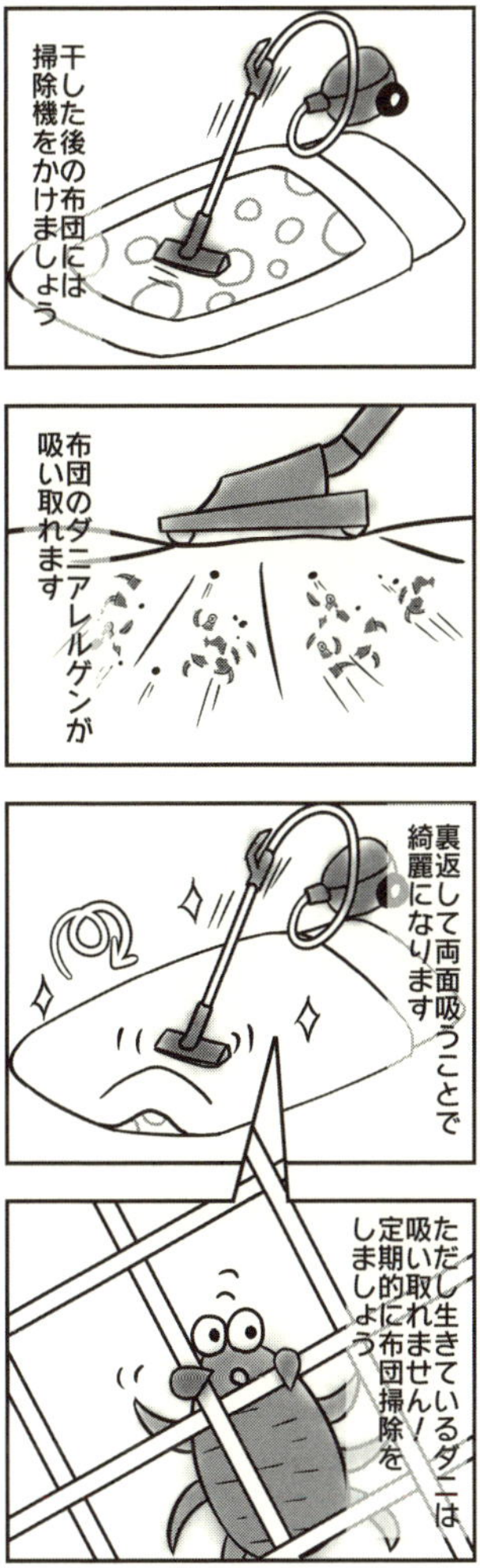

マンガ14
布団にも掃除機を

Q4 布団乾燥機は役に立つの？

A 干せない場合には布団乾燥機も有用です。布団が乾燥すればダニが増えにくくなります。乾燥した後は、掃除機でダニの死骸や糞を吸い取ることが大切です。ただ、布団乾燥機でもダニはなかなか死にません。掛け布団と敷き布団の間に差し込んだだけでは、ダニは布団の端の方、熱くないところに移動していきます。60℃以上の高温になればダニは死にますので、布団全体が高温になるようにする必要がありますが、取扱説明書に記載されていない方法では、火事に繋がる危険性がありますので、やめましょう。（マンガ15）

外に干せないし、布団乾燥機もない場合は、部屋の中で布団を吊るすようにして風を通すだけでも少しは乾燥効果があります。

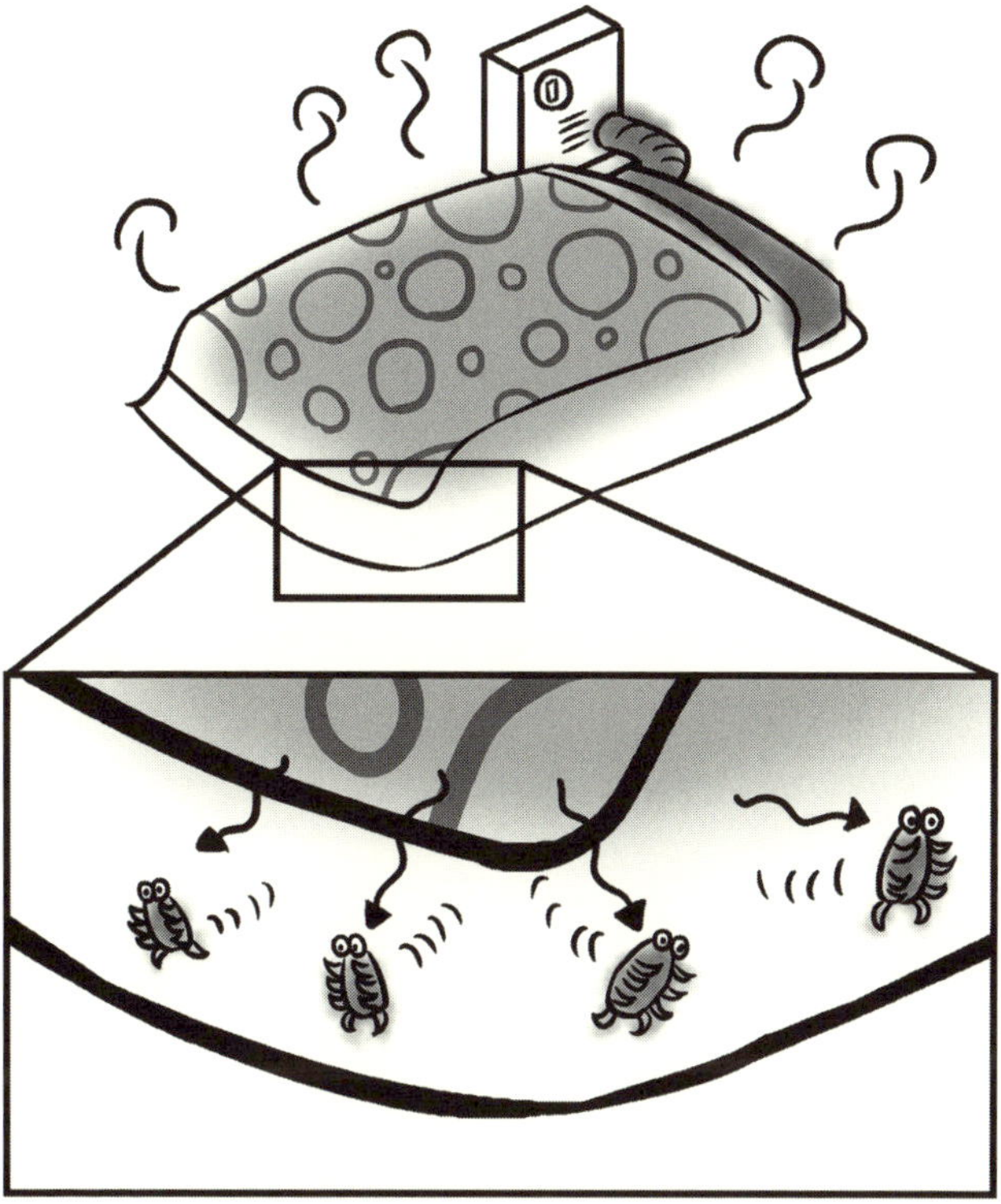

布団乾燥機をかけても
ダニは温度の低い端に逃げてしまうため
すべてを死滅させることは難しい

マンガ15　布団乾燥機の弱点は？

Q5 布団の丸洗いって効果があるの？

A 効果は抜群です。ただ冷水での丸洗いでは、ダニの糞や死骸であるアレルゲンは流れ落ちますが、ダニそのものは死にません。60℃くらいの熱水での丸洗いや、高温での布団乾燥でダニは死滅します。丸洗いを行ってくれる業者もいろいろあります。探してみてはいかがでしょう。最近は自分で洗える布団もあります。（マンガ16）

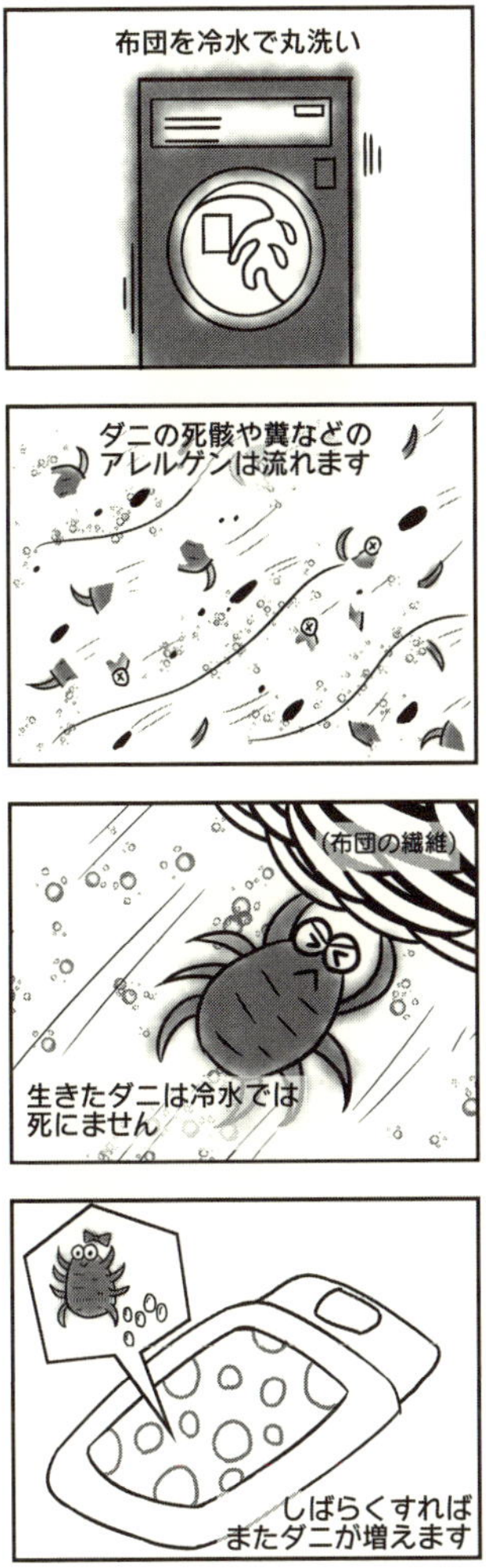
布団を冷水で丸洗い
ダニの死骸や糞などの
アレルゲンは流れます
(布団の繊維)
生きたダニは冷水では
死にません
しばらくすれば
またダニが増えます

マンガ16　布団を丸洗い

Q6 防ダニ布団にもいろいろあるけど、どれを選べばいいの？

A 布団の手入れに困るなら、防ダニ布団がお勧めです。ダニ忌避剤を用いたものもありますが、ダニ不透過の側生地を使用して、中綿にダニがいない状態で縫い合わせ、その縫い目からもダニが入らないように工夫された防ダニ布団がお勧めです。それであれば、数年間は中綿にダニがはびこりません。もちろん布団の表面にはダニが存在している可能性がありますので、表面をきれいにすることは必要です。中綿にダニがいなければ、布団で暴れても大丈夫ですので、布団に関してはうるさく言いすぎる必要はなくなりますが、部屋全体のことを考えると暴れない方がいいでしょう。またカビはダニ不透過の側生地の隙間からでも中綿に侵入するため、布団カバーを頻回に洗ったり、粘着テープで布団表面をきれいにする必要があります。防ダニ布団も時には外干しが必要です。（マンガ17）

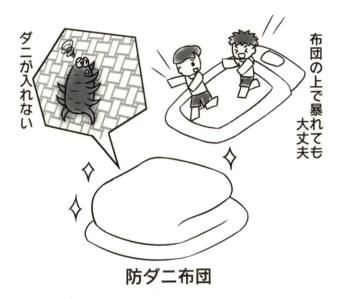

マンガ17　防ダニ布団なら暴れても大丈夫

Q7 防ダニカバーはどうやって使うの？

A 普通の布団をダニを通さない防ダニカバーでおおいます。きっちりとカバーをかけないと、布団のダニが隙間から出てきます。防ダニカバーは週に1回は洗濯しましょう。布団そのものの手入れも週に1回はしないと、「布団の中にはダニだらけ」という事態にもなりかねません。（マンガ18）

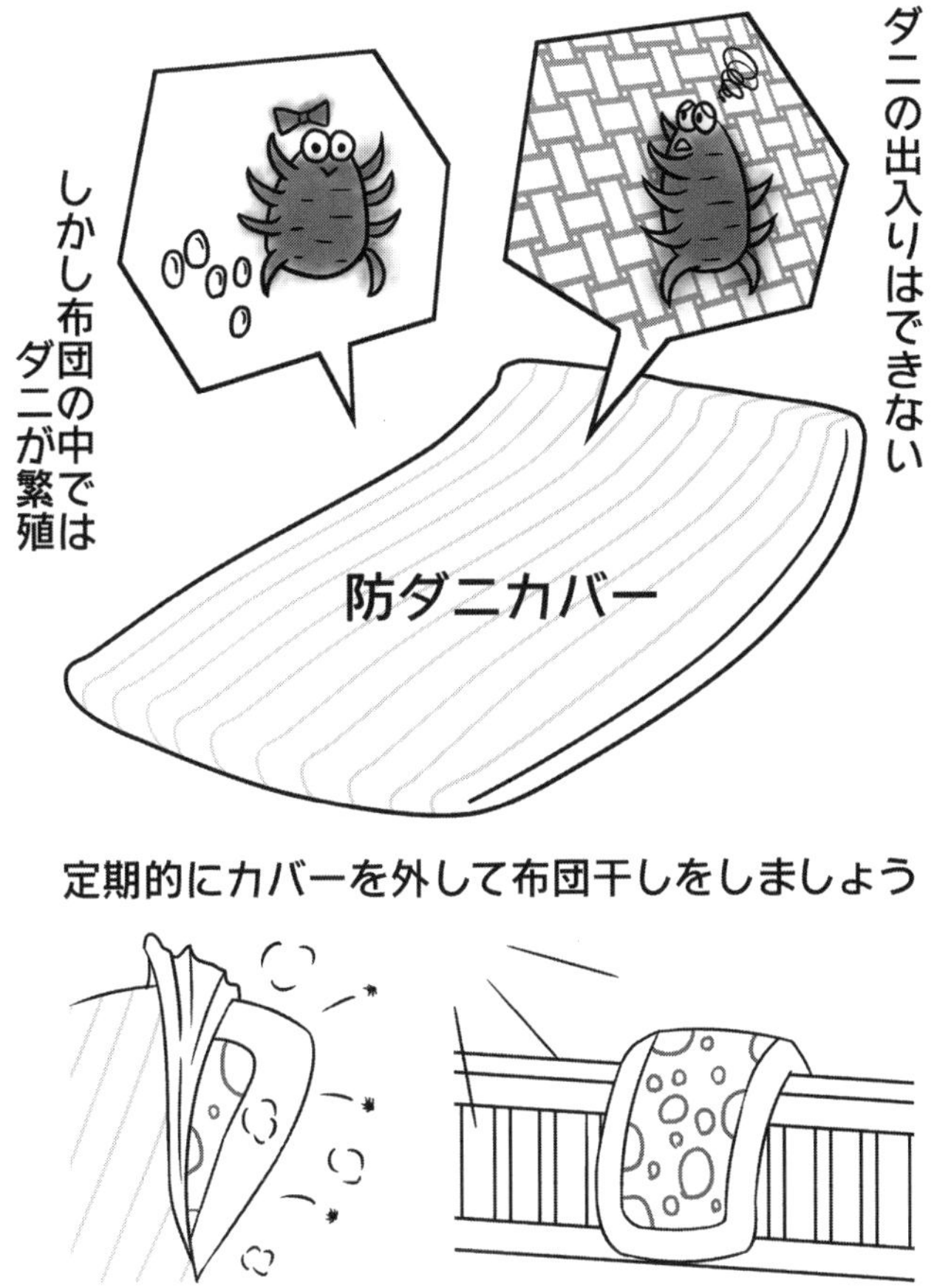

マンガ18　防ダニカバーでも油断はできない

Q8 枕はどんな種類がいいの？

A 枕はパイプなど、アレルゲンにならず、またダニの餌にもならないものがよいでしょう。防ダニ枕もお勧めです。

Q9 布団をしまうときの注意点は？

A 季節の変わり目に布団を押し入れにしまう際には、布団を干して掃除機をかけた上で密封袋に入れて、脱酸素剤やシリカゲルを入れ、空気をしっかり抜いておくことが勧められます。その布団を出して使用する前には、もう一度、干して掃除機がけを行いましょう。

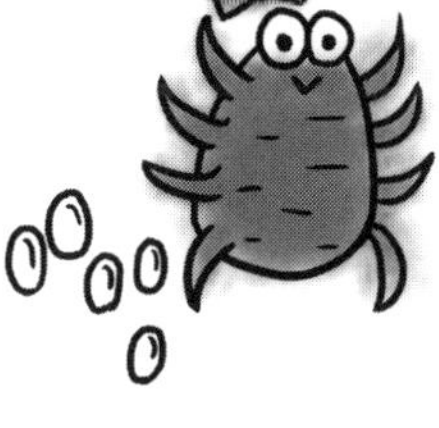

⑵ 部屋の掃除

なぜ掃除をしなければならないのでしょう？　見た目がきれいであってもダニは潜んでいます。ダニを減らすことが肝心です。

Q10　床の掃除はどうやってするの？

A　床の掃除では、１㎡あたり20秒間は掃除機をあてましょう。ただ、じゅうたんやカーペットは毛が長く掃除しにくいため、長めに掃除機をかける必要があります。できれば使用しない方がよいでしょう。フローリングでは生きたダニが生息しにくいため、アレルゲン量は少ないです。ただフローリングの掃除機がけの最中にアレルゲンを含んだホコリが舞い上がりやすくなります。掃除した後しばらくは、子どもたちを入室させない方が良いでしょう。フローリングでは不織布や化学モップでの拭き掃除もお勧めです。（マンガ19）

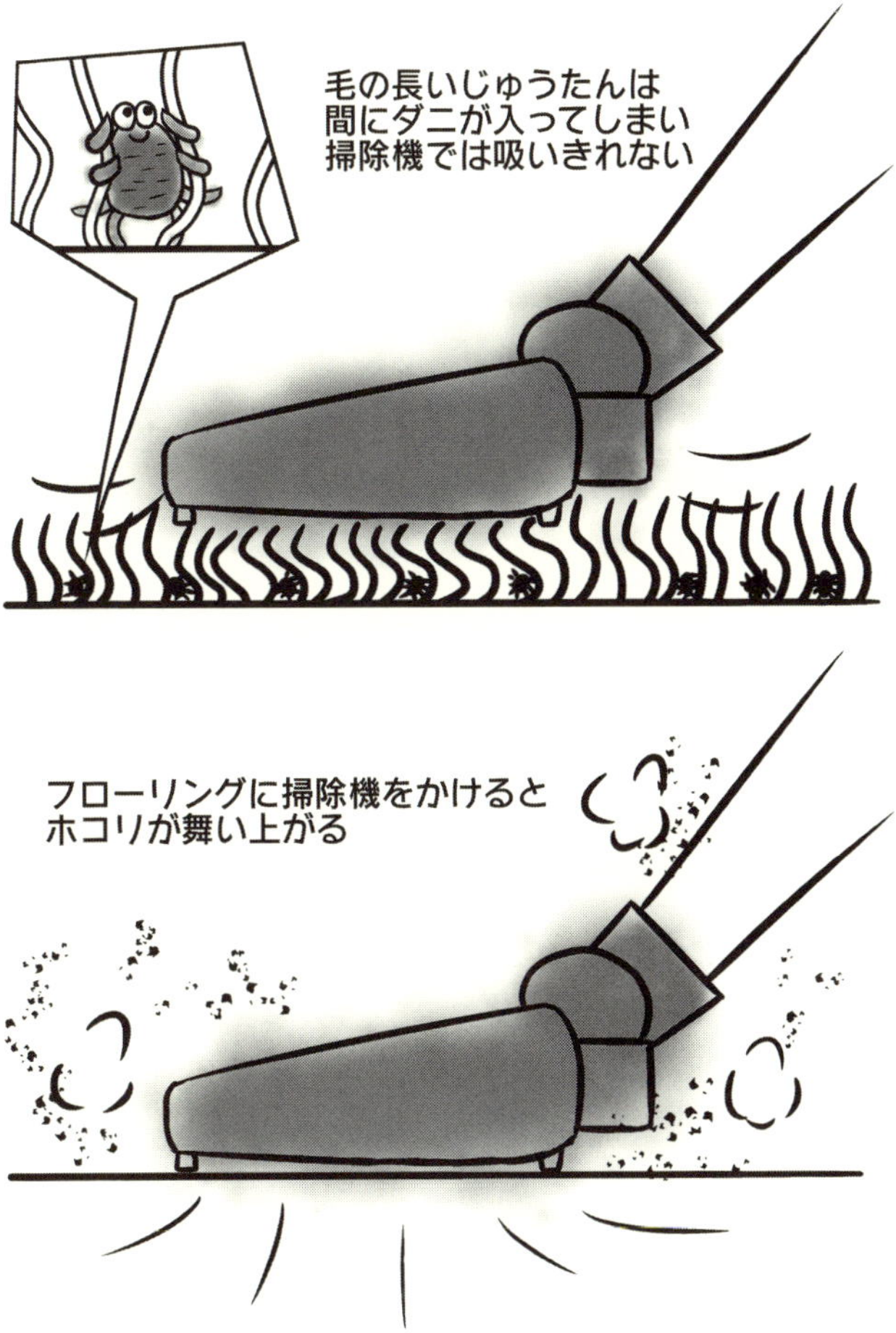

マンガ19　じゅうたんの毛にはダニがしがみつく

Q11 掃除機のあて方はどうするの？

A 掃除機は畳やフローリングの場合は目に沿って動かしましょう。掃除機の先は床にフィットさせることが大切です。床に押し付けても効果はありません。また前後に速く動かすのではなく、ゆっくりと動かしましょう。「お茶を片手に」でもいいですよ。リラックスして楽しく掃除するのがコツです。

（マンガ20）

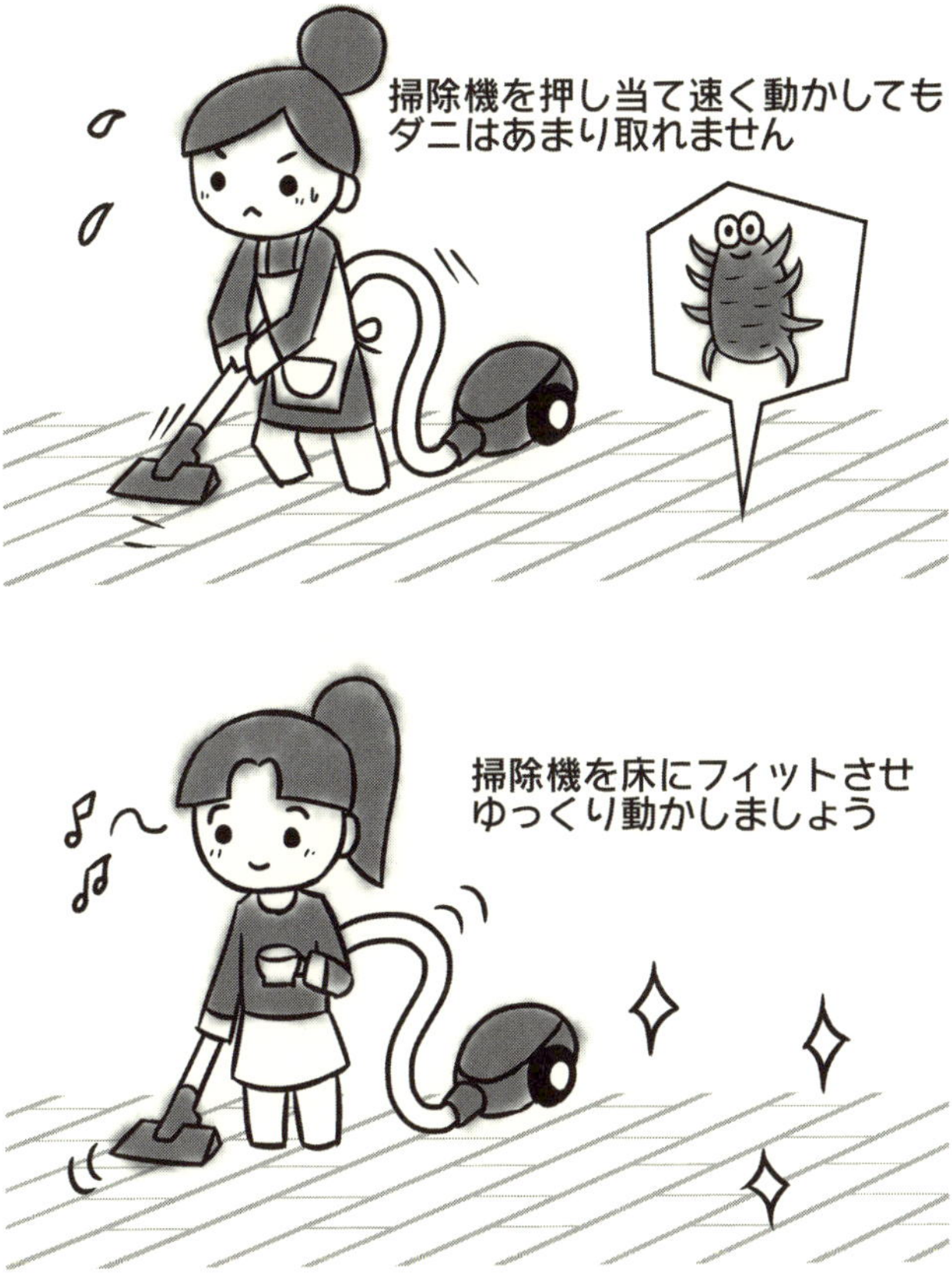
掃除機を押し当て速く動かしても
ダニはあまり取れません
掃除機を床にフィットさせ
ゆっくり動かしましょう

マンガ20　掃除は楽に楽しくね

Q12 掃除は部屋のどこから始めるの？

A 換気しながら掃除する場合、風の流れに注意が必要です。基本的には風上から風下に向かって掃除します。風下から掃除すれば、掃除をし終わったところに、また舞い上がったホコリが落下してきます。掃除機からの吹き出しも、ホコリを舞い上げていないか注意しましょう。（マンガ21）

掃除するときは風向きを考えましょう。
折角掃除しても、風によって終わった場所にホコリが舞い戻ります。

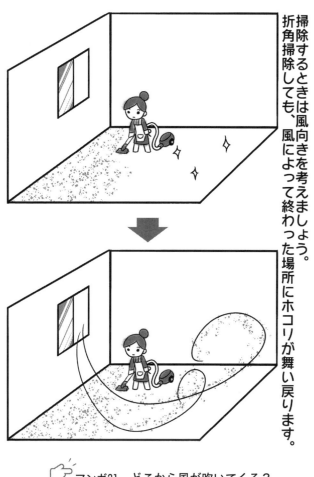

マンガ21　どこから風が吹いてくる？

Q13 掃除しやすくするにはどうすればいいの？

A 掃除しやすくするには、片づけが大切です。要らないものは捨て、要るものだけ残すようにしましょう。「まだ使うかも？」と思っても、まず使いません。思い切って捨てましょう。子ども部屋では子どもたち自身が片づけを習慣にすることが大切です。子どもたちが大人になったときに役立ちます。（マンガ22）

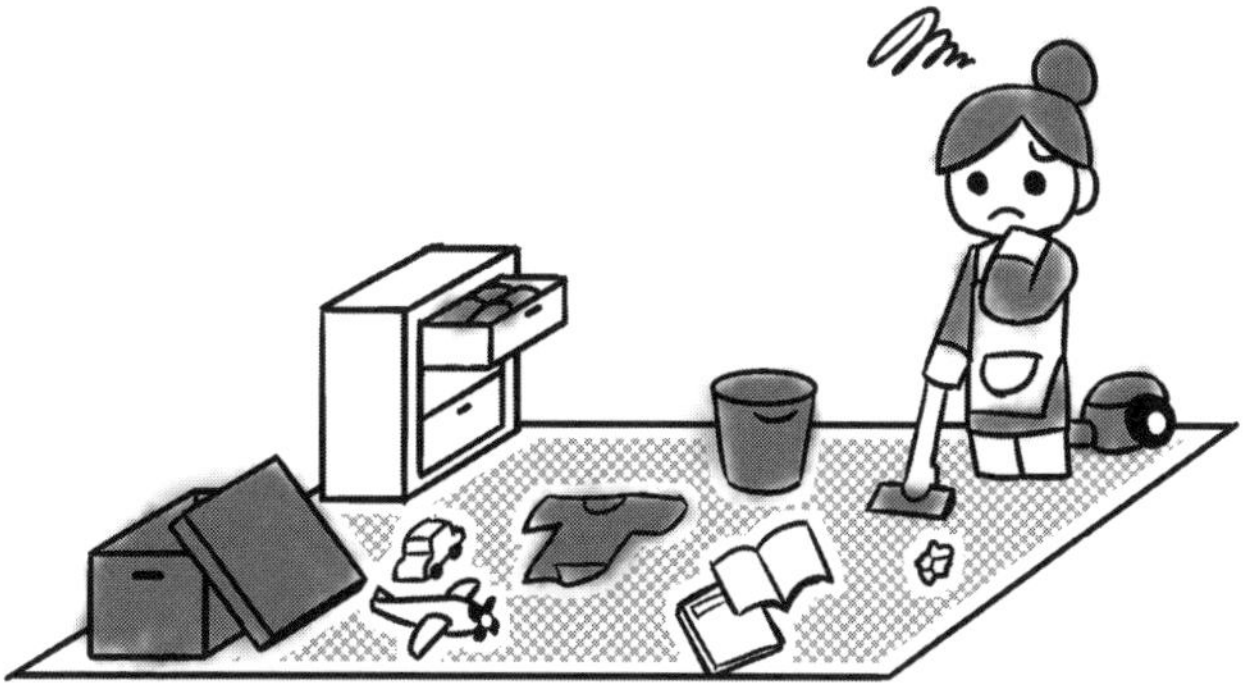

掃除機がかけやすいように
部屋を整理しましょう

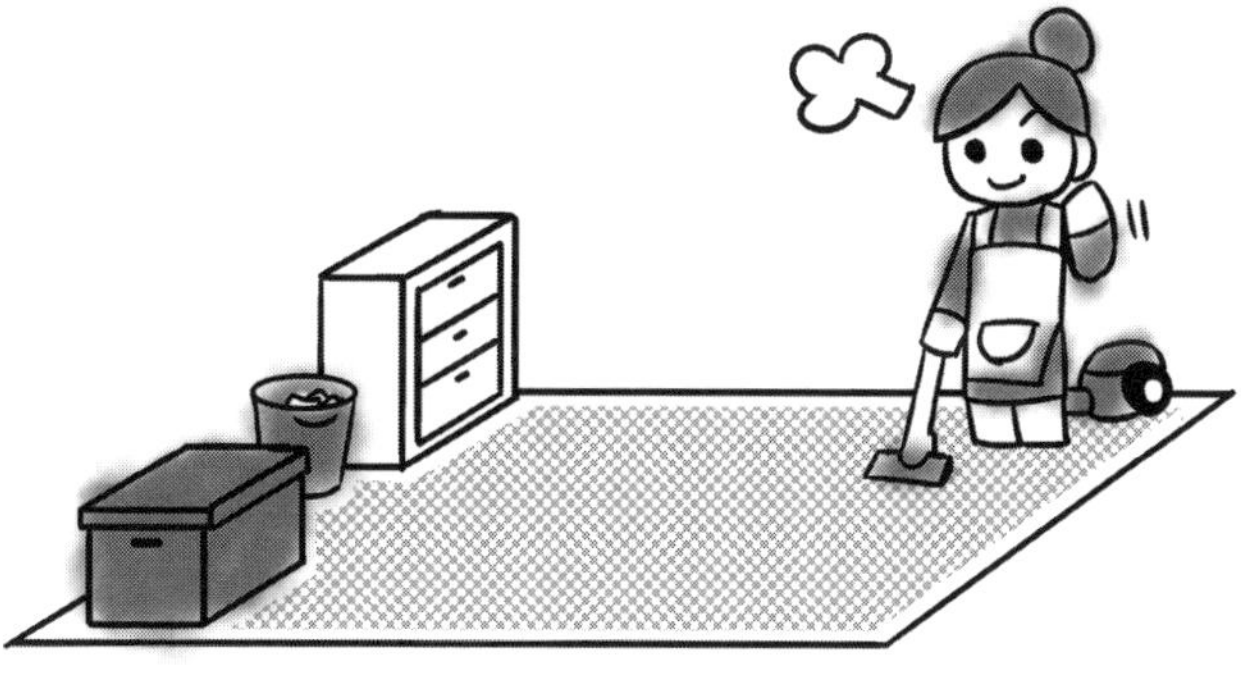

マンガ22　部屋はまずお片づけ

Q14 部屋の換気はどうするの？

A 掃除をするときなどはこまめに換気をしましょう。ただし、外の湿度が高いときには、湿気を室内に呼び込みますので、注意が必要です。カビも外から入ってきます。花粉が飛んでいないかにも注意しましょう。（マンガ23）

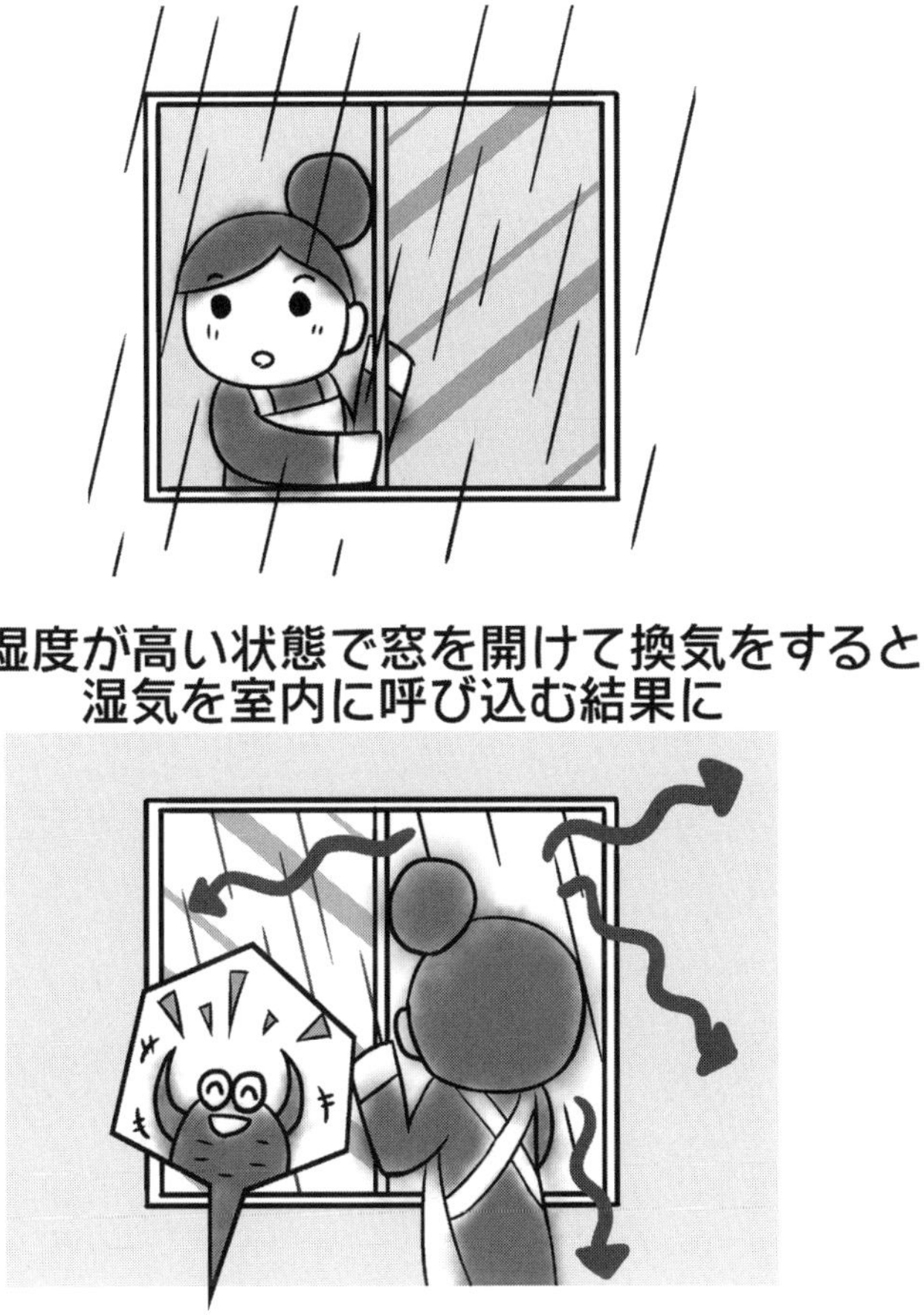
外の湿度が高い状態で窓を開けて換気をすると
湿気を室内に呼び込む結果に

マンガ23　外は雨、窓は開ける？

(3) 掃除機

Q15 掃除機はどんな種類がいいの？

A いろいろな種類の掃除機が販売されています。掃除機は吸い込む力の優れたものがよいでしょうが、掃除機にこだわるよりむしろ、基本は掃除をすることが大切です。

Q16 どんな紙パックを選べばいいの？

A 紙パック式の場合は、それぞれの掃除機で勧められている紙パックを使用しましょう。ゴミがいっぱいたまった状態で使い続けると、紙が破れたり、パックの隙間からホコリがもれて出てきます。掃除機の吸引力も落ちますので、早めに取り換えましょう。（マンガ24）

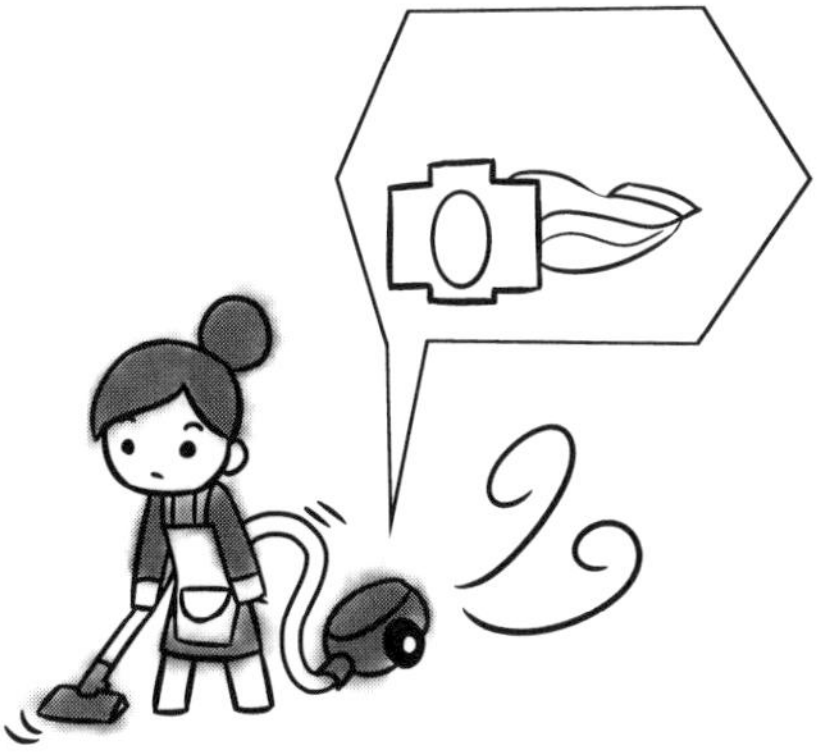

紙パックは早めに取り換えましょう

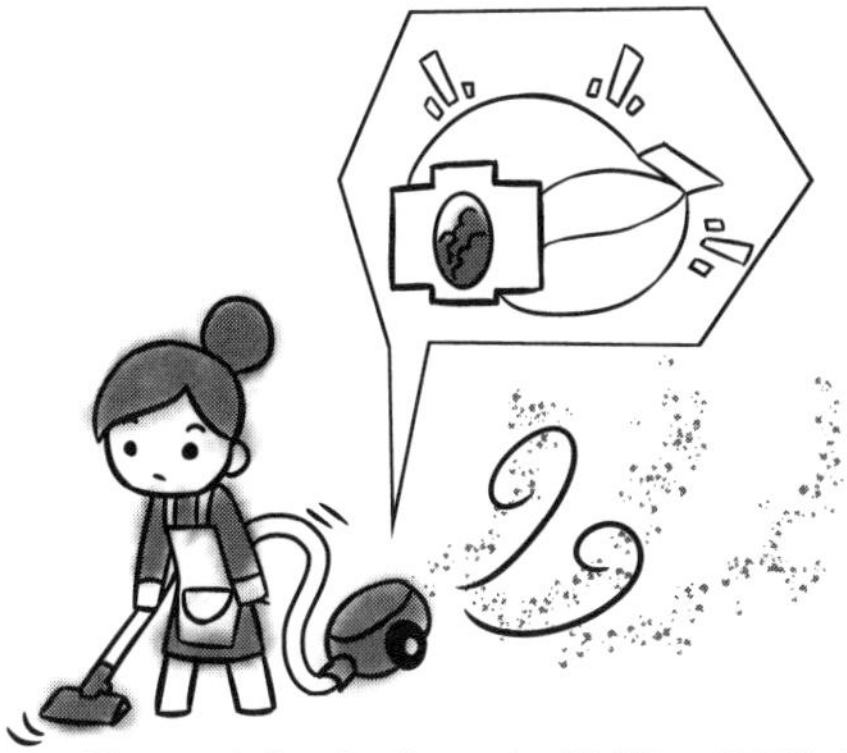

紙パックがいっぱいになった状態で掃除をすると
せっかく吸い取ったアレルゲンが
隙間から漏れていきます

マンガ24　紙パックは早め早めに換えましょう

⑷ 空気清浄機とエアコン

Q17 空気清浄機は効果があるの？

A 空気清浄機も有用ですが、器械の種類や性能などによって使い方をしっかり考える必要があります。汚い空気がどのように空気清浄機に流れ込んで、きれいになった空気がどこから出ていくのか、それによって空気清浄機の置き場所を考えなければなりません。

（マンガ25）

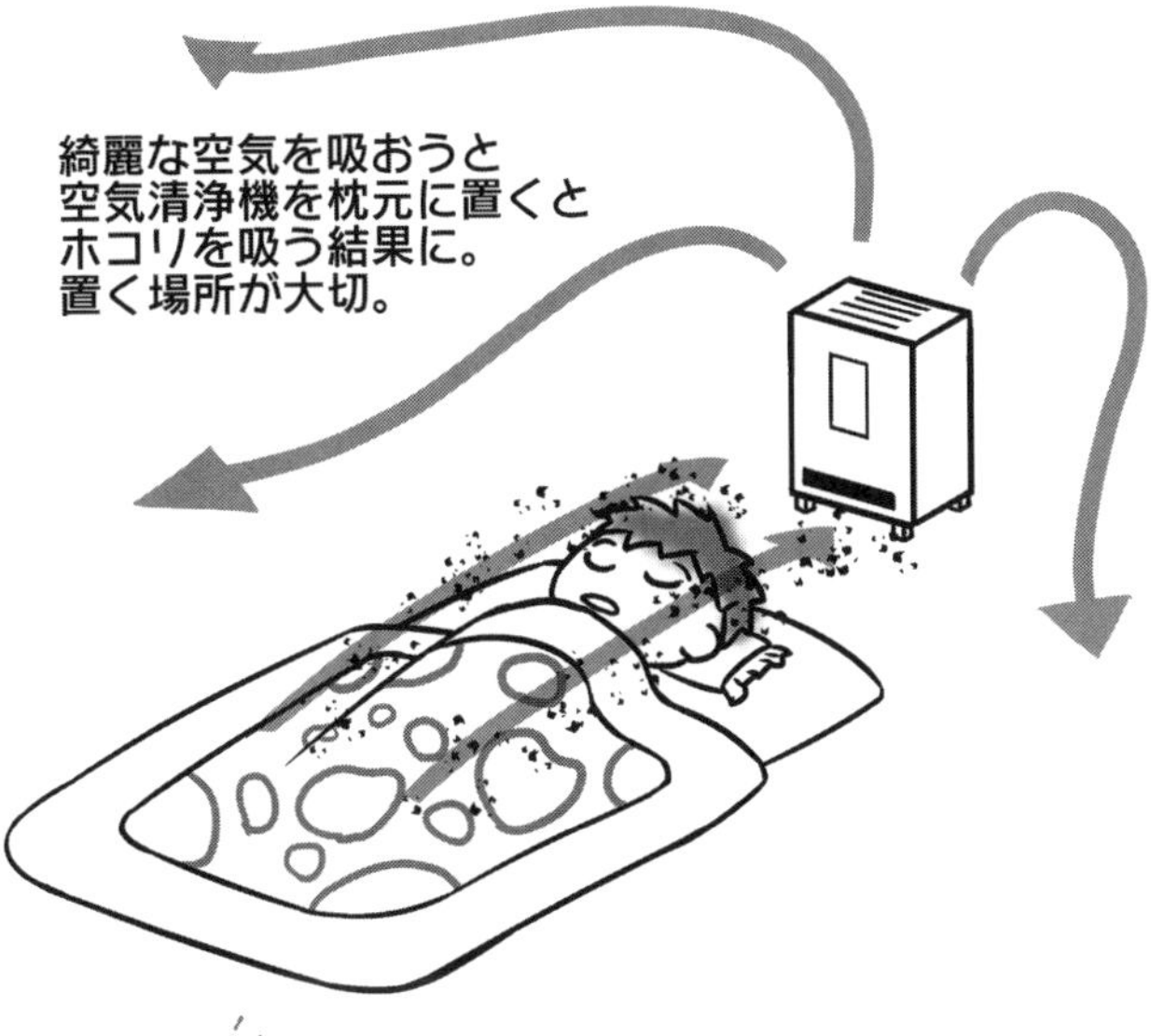

マンガ25　空気清浄機はどこに置く？

Q18 エアコンの使い方は？

A 冬の暖房は控えめにしましょう。暖かいとダニも喜んで、冬でも繁殖して増えていきます。家の中に暖かい部屋と寒い部屋があると、体調をくずす原因にもなります。また、エアコンのフィルターにはカビがはびこっている可能性もありますので、エアコンの掃除も必要です。**（マンガ26）**

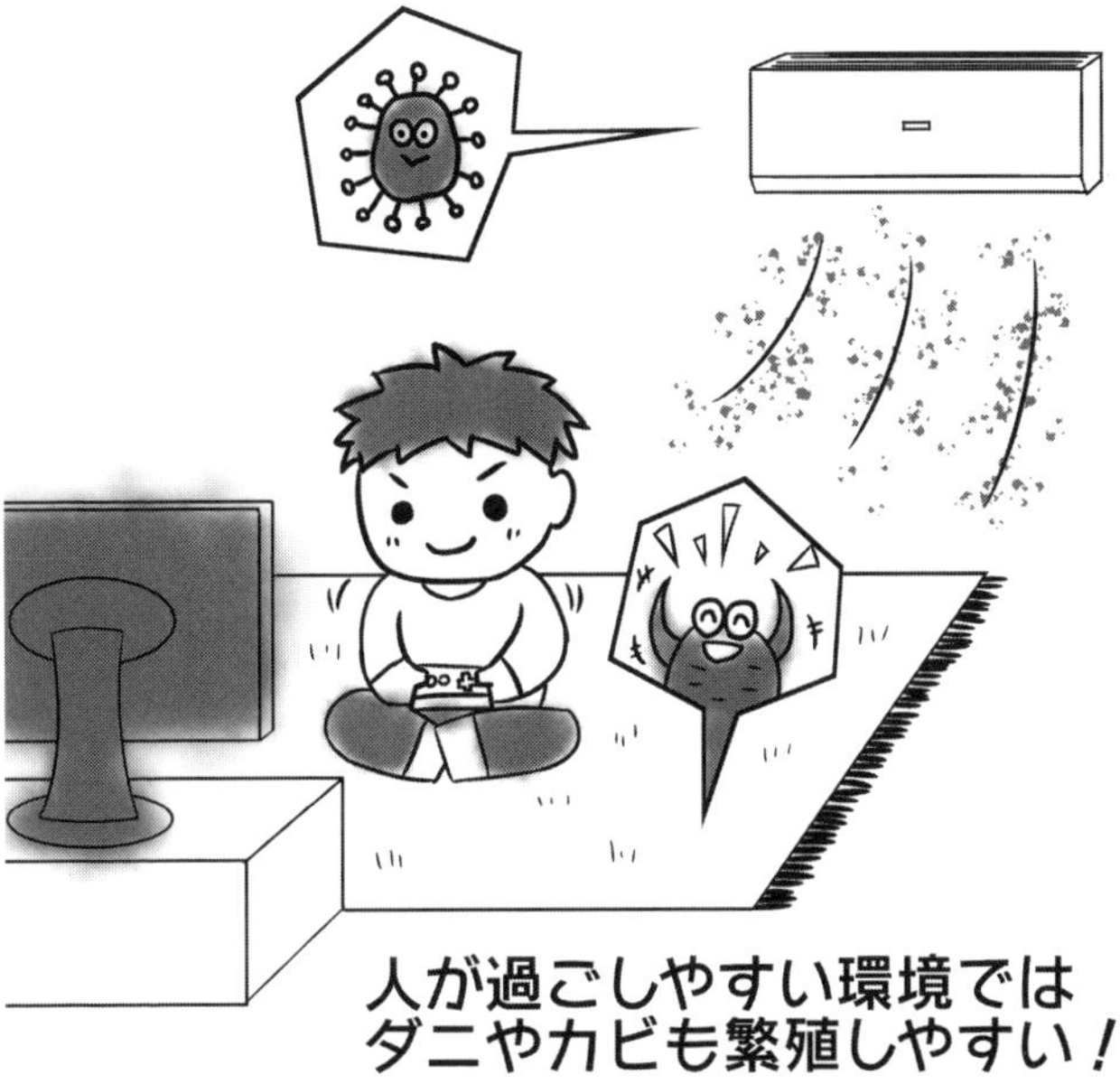
人が過ごしやすい環境では
ダニやカビも繁殖しやすい！

マンガ26　寒い冬でもエアコンでダニもぬっくぬく

コラム　自律神経を鍛える

「猫はこたつで丸くなる」ではありませんが、冬に家の中でゲームばかりしている子どもをよく見かけます。夏は夏で冷房のきいた部屋の中です。これでは自律神経が鍛えられません。寒いところでも自分の血管を狭くして、熱を逃がさないようにする力が自律神経です。夏場には暑いところで遊んで、汗をかくことも大切です。お風呂上がりに冷たい水を膝から下にかけるのもよいでしょう。身体を甘やかしていては、なまってしまいます。

(5) その他の注意

Q19 カーテンはどうすればいいの？

A カーテンは特に厚手のものにはダニが多くいます。結露が多いとカビも繁殖していいます。カーテンに掃除機をかけましょう。時には洗濯も必要です。

Q20 ソファーにはどんな注意が必要なの？

A 革製やビニール製のソファーはダニが通過しにくいのですが、布製の場合は、中に入り込んだダニが繁殖し、座った時などにダニアレルゲンが中から出てきます。布製のソファーの場合、可能なら週に1回は干して掃除機をかけましょう。ソファーが必要なら布製より、革やビニール製が良いでしょう。（マンガ27）

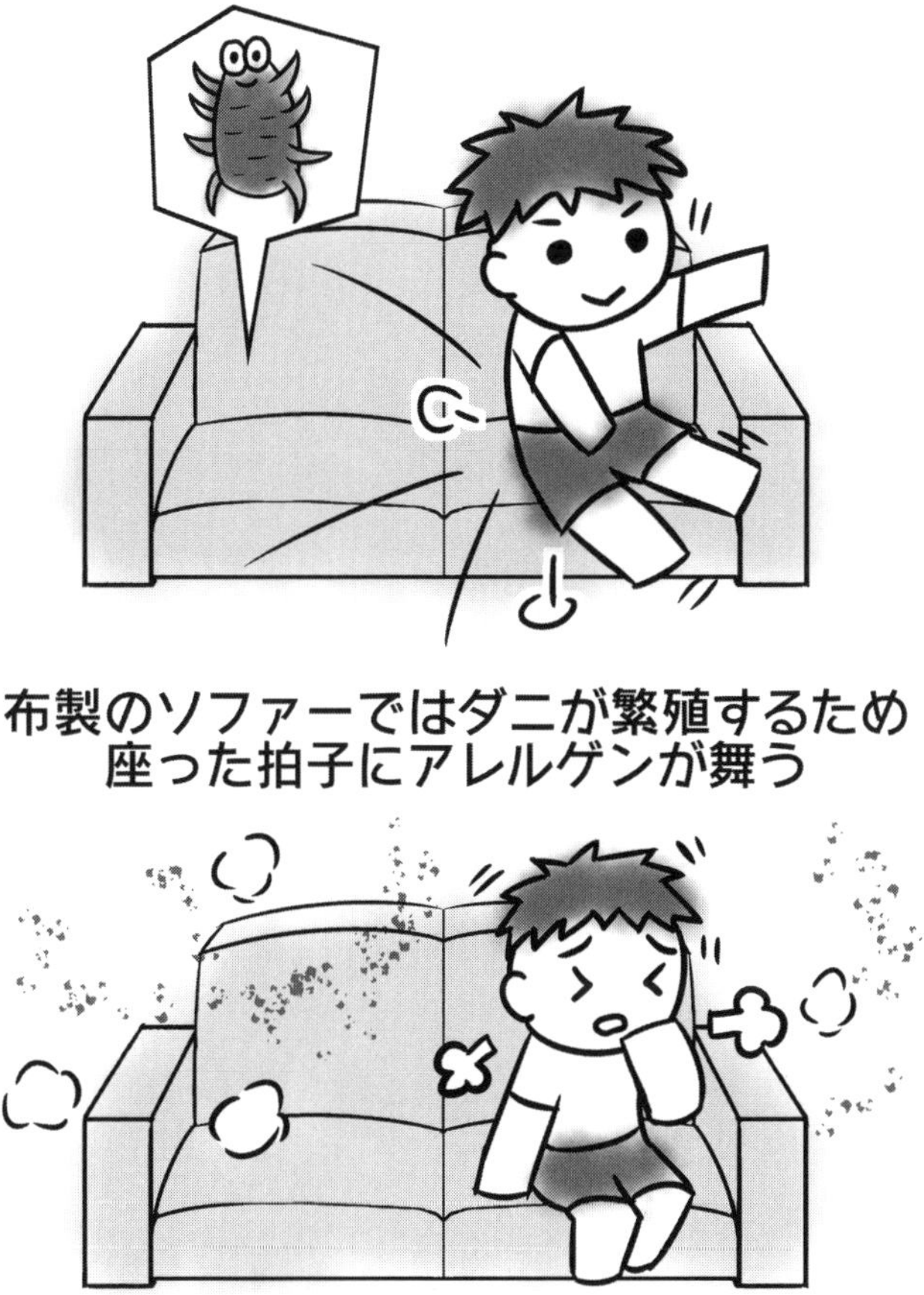
布製のソファーではダニが繁殖するため
座った拍子にアレルゲンが舞う

マンガ27
ソファーの上によっこらしょ。とたんにゴホゴホ

Q21 カビ対策は？

A カビはアレルゲンになるだけでなく、ダニの餌になります。カビ対策では室内の湿度に注意しましょう。屋外の湿度が高いときには窓を開け換気することで湿気を室内に呼び込んでしまいます。また結露にも注意し、結露ができたら拭き取るようにしましょう。観葉植物は、土にカビがはびこり、また湿気の原因にもなりますので、置かない方がよいでしょう。（マンガ28）

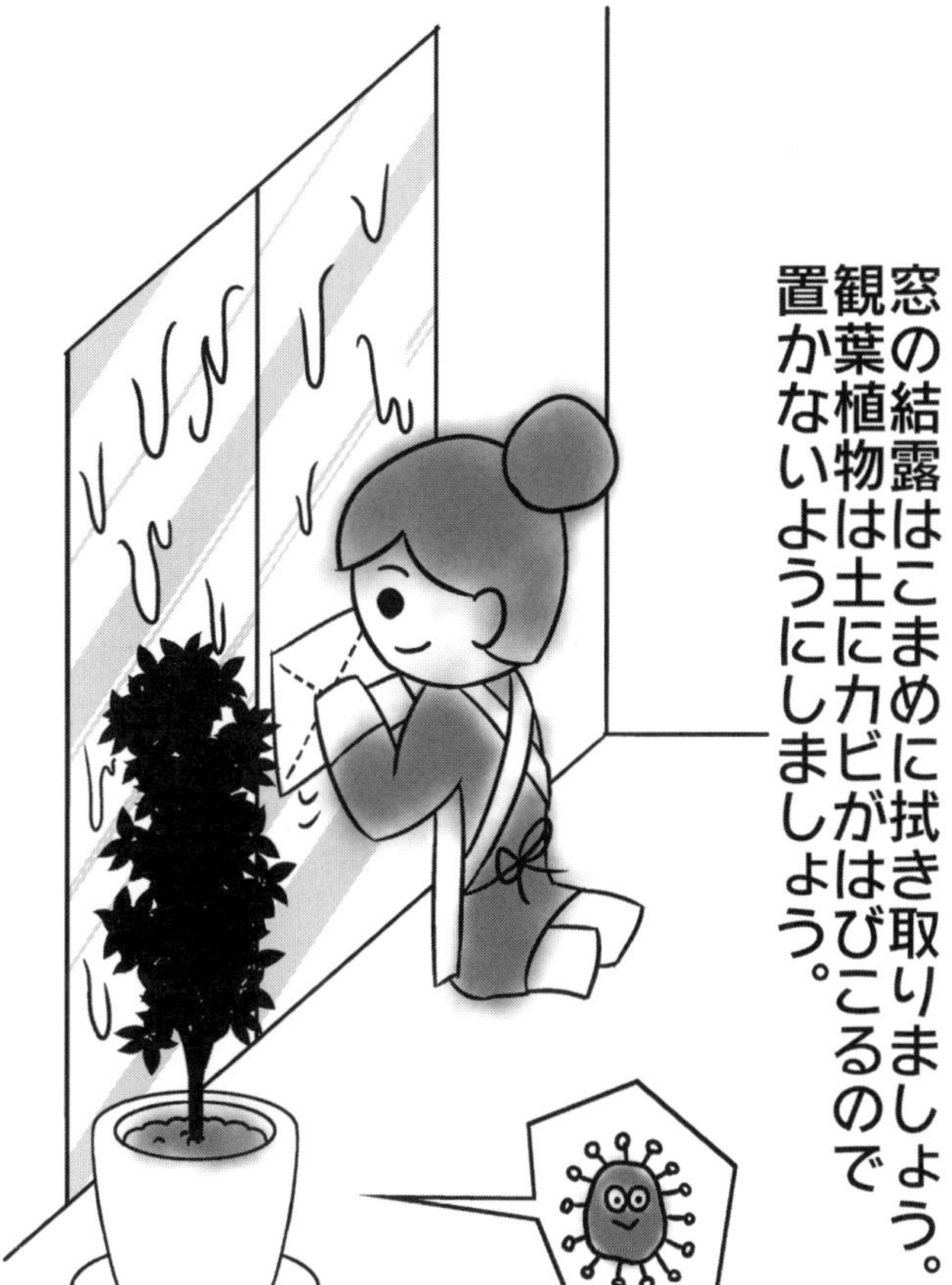
窓の結露はこまめに拭き取りましょう。
観葉植物は土にカビがはびこるので
置かないようにしましょう。

マンガ28　窓の結露には要注意

Q22 おばあちゃんの家に行くときの注意点は？

A おじいさん、おばあさんには、子どものアレルギーのことをきっちりお話しして、ダニアレルギーの子どもが訪問する前にはあらかじめ掃除をお願いしましょう。泊まりがけの場合は、押し入れにしまってあった布団は要注意です。干して掃除機がけを頼みましょう。また場合によってはいつも使っている布団を持参してもよいでしょう。（マンガ29）

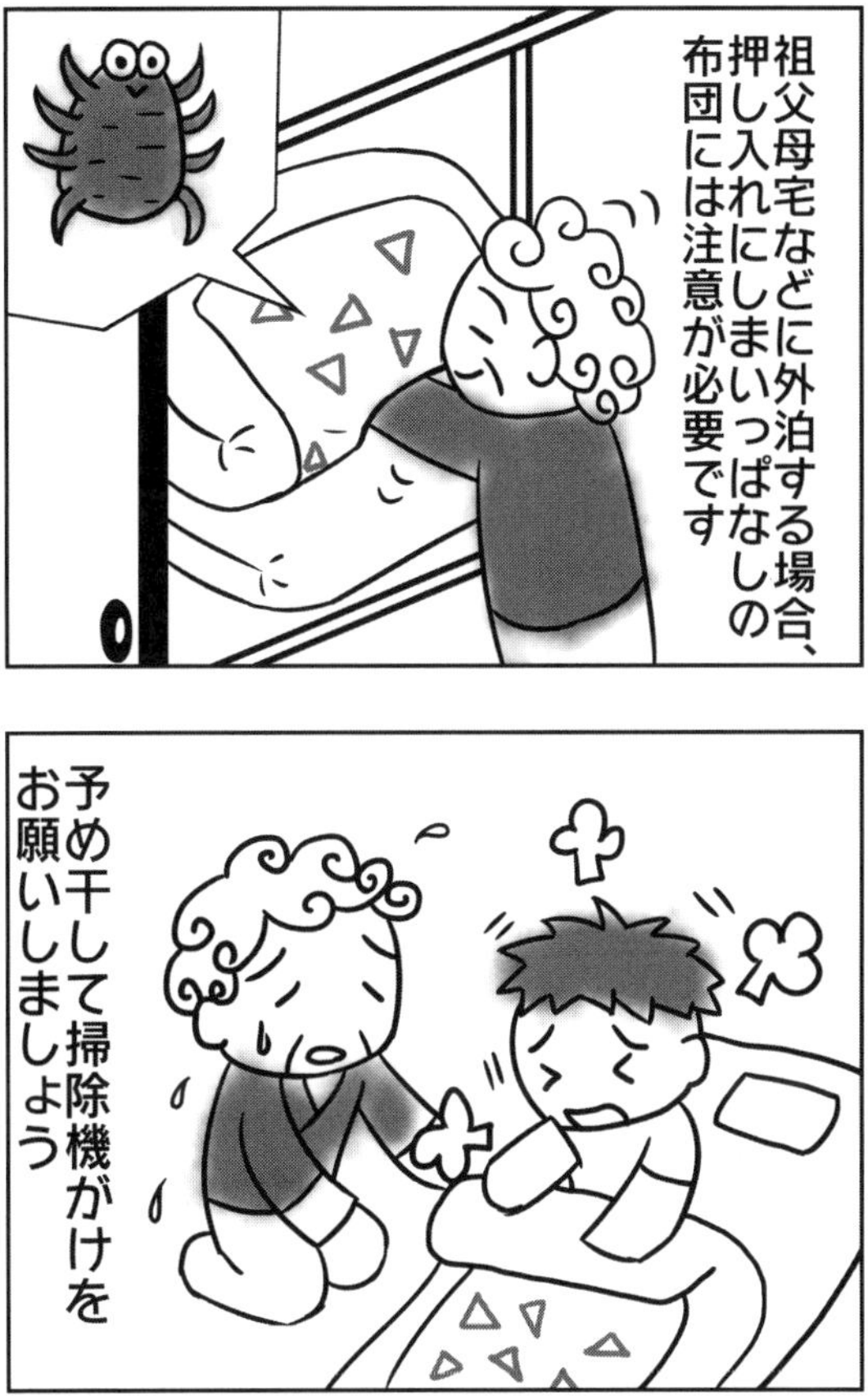
祖父母宅などに外泊する場合、
押し入れにしまいっぱなしの
布団には注意が必要です
予め干して掃除機がけを
お願いしましょう

マンガ29
しまってあったお布団で、ゆっくりお休み？

Q23　保育所や学校ではどんなことに気を付けるの？

A　保育所や幼稚園での昼寝の際には布団に注意しましょう。週に1回は家に持ち帰って、干して掃除機がけしましょう。丸洗いできるなら、年に2回くらいは丸洗いしましょう。学校では保健室の布団にも注意が必要です。体育のマットにもダニが潜んでいるかもしれません。

Q24　他にはどんなところにダニがいるの？

A　お好み焼き粉の中にダニが繁殖し、それを食べてアナフィラキシーになったとの報告があります。ダニの餌になる小麦製品などは、冷蔵庫での保存が好ましいでしょう。

コラム　ペット対策

①ペットアレルギーを発症した場合に、すでにペットを飼っていれば、できれば屋外で飼い、室内で飼う場合にはペットの部屋を決めておいて、その部屋には子どもを入れない方がよいでしょう。できればペットをシャンプーで洗いましょう。ブラッシングでペットの毛やフケをまき散らさないこと。もちろん子どもの皮膚をペットになめさせてはいけません。

②ペットは飼っていないが、ペットを飼っている人が訪問してくる場合には、衣服に付着しているペットアレルゲンに注意しましょう。

③祖父母などがペットを飼っている場合には、子どもが祖父母宅を訪問する前にできればペットのシャンプーと部屋の掃除を十分に行ってもらいましょう。また子どもはペットの入ってこない部屋で過ごすようにします。

④道を歩いているときは近所のペットに近づかないようにします。飼い主のいない

犬や猫にも近づかず、家にも近づけないようにしましょう。犬や猫が寄り付きそうな公園の砂場も要注意です。

⑤ペットアレルギーはなくても、ペット以外のアレルゲンに感作されている場合、ペットは飼わないのが無難です。飼っているうちにペットアレルギーになってしまう危険性があります。

コラム　花粉対策

スギやヒノキの花粉飛散状況を把握し、多いときはできれば室内で生活します。外出時はマスクやメガネをしましょう。上着は表面がつるつるなものにして、花粉が付着しないようにします。また、家に帰った時には上着や頭についた花粉を振り落として家に入りましょう。家に入ればすぐに手洗い、洗顔、シャワー浴をして、花粉を洗い流します。**（マンガ30）**

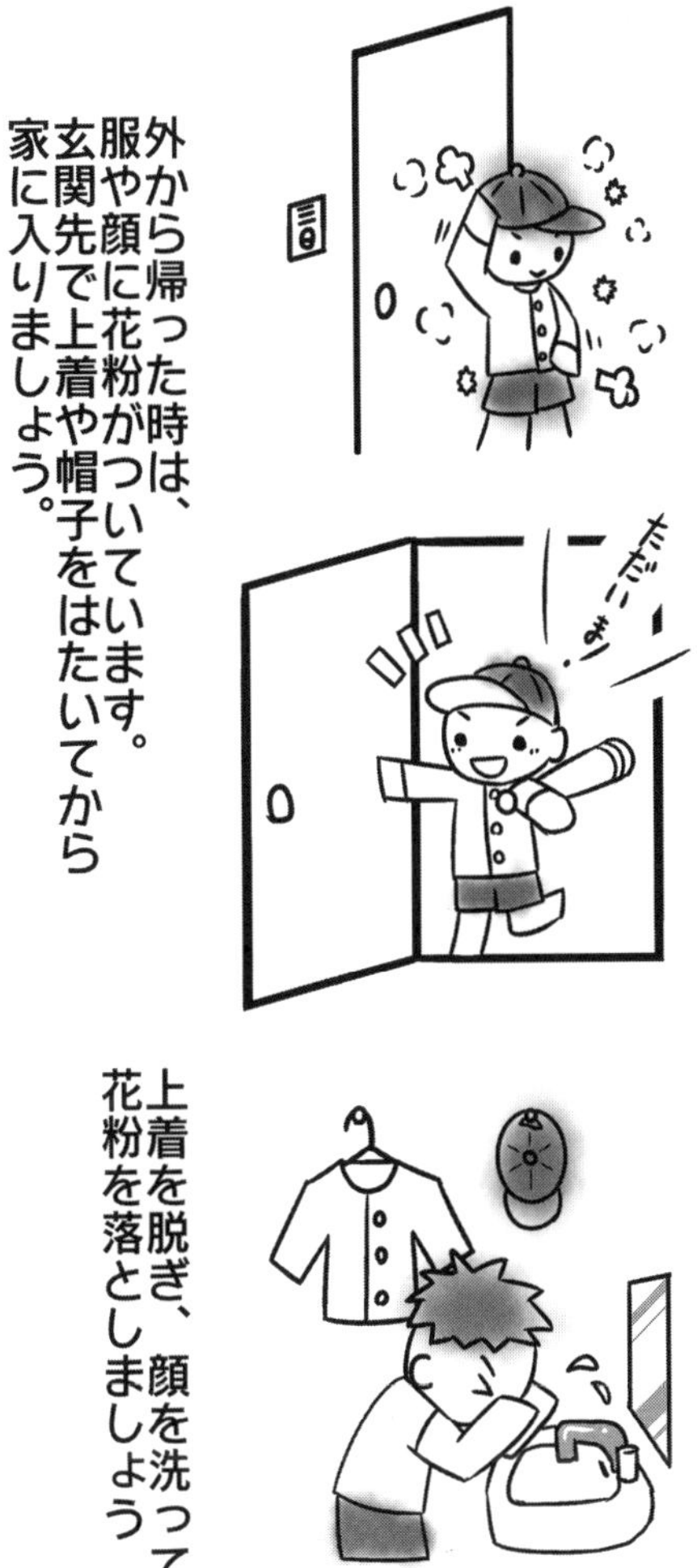
外から帰った時は、
服や顔に花粉がついています。
玄関先で上着や帽子をはたいてから
家に入りましょう。
ただいま!
上着を脱ぎ、顔を洗って
花粉を落としましょう

マンガ30　花粉をシャットアウト

洗濯物に花粉が付着しないように、花粉が飛散している時期には室内干しにしましょう。ただ室内で干して湿度が上昇すると、ダニやカビがはびこりやすくなるため注意が必要です。屋外にしか干せない場合には、花粉を振り落としてから取り入れます。布団を屋外で干すときも花粉が飛散しているときには注意しましょう。布団にカバーをかけて干したり、干した後にしっかりと掃除機がけをします。

5〜6月のイネ科や9〜10月のキク科の雑草のアレルギーの場合は、可能なら花粉が飛ぶ前に草刈りをしましょう。草むらで症状が出るようなら、そこでは遊ばないようにしましょう。

コラム　食物アレルゲン対策

食物アレルゲンは経口摂取するだけではなく、皮膚に付着したり、吸い込んだりしてアレルギーが出る可能性もあります。

(A) 食事中

①アレルギーを起こす食物の除去はもちろんですが、アレルギーを起こさない食物でも、食事中に顔や手に付着した場合は、できるだけ早く洗い流すことが大切です。新たな食物に感作されないためです。洗うことができなければ、ボウルなどに水を汲んでおいて、十分に濡らしたガーゼで手や顔を洗うように流し、その後で乾いたガーゼで押さえるようにして拭き取りましょう。小さい子どもの場合には、あらかじめ口の周りに保湿剤などを塗布しておいて、食物が皮膚に接触しないように保護するのもよいでしょう。（マンガ31）

②テレビを見ながら食事したり、怒られて泣きながら食事したりすると、むせて食物を気道に落とし込む危険性があります。食事中は楽しい雰囲気で食事に集中させることが大切です。

③きな粉などの粉状の食べ物は吸い込まないように注意しましょう。

④食事中に床に食物を落とさないことも大切です。ハイハイするような子どもでは、

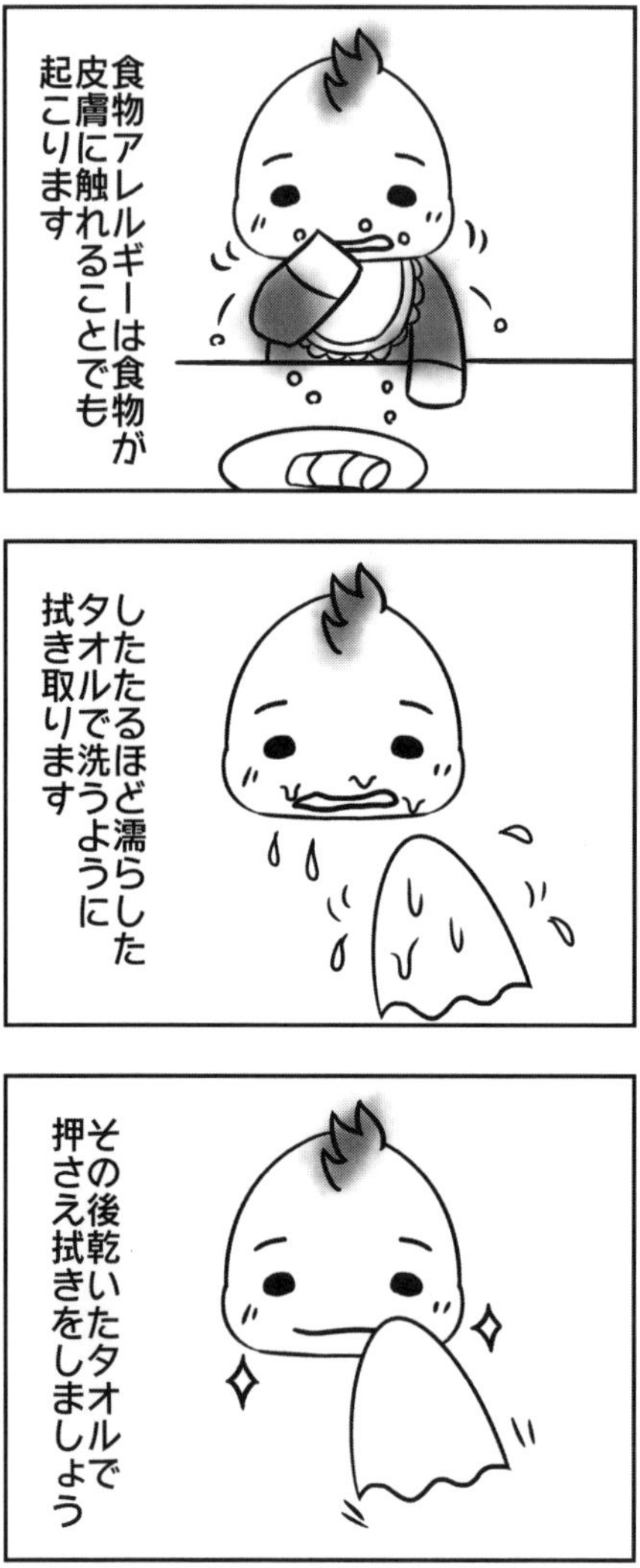
食物アレルギーは食物が
皮膚に触れることでも
起こります
したたるほど濡らした
タオルで洗うように
拭き取ります
その後乾いたタオルで
押さえ拭きをしましょう

マンガ31
口の周り、拭く？　洗う？

こぼした食物が皮膚に付着します。食事場所を決めておいたり、食後に床を掃除したりすることも大切です。

(B) 家での調理

①調理する際にはお母さんの服に食物アレルゲンが付着しないようにしましょう。エプロンを着けるのもよいでしょう。もちろん調理した時のエプロンを着けたまま子どもを抱っこすると、子どもの顔などにアレルゲンが作用します。

②調理後の手洗いも十分行いましょう。

③調理で小麦粉など舞い上がるものを扱っている際には、子どもを調理場に近づけないようにしましょう。

(C) 学校や幼稚園で

①学校生活管理指導表を主治医の先生に記載してもらって、学校の先生とよく相談

しましょう。給食の時間、遠足や修学旅行などの行事、調理実習など、いろいろな場面で注意が必要です。牛乳を飲んだ後、牛乳パックを洗っていた水が子どもの目に入ってアレルギー症状が出たという事例もあります。

②小麦を含む石鹸による小麦アレルギーが問題になりましたが、小麦粘土など食物アレルゲンを含む教材にも注意しましょう。小麦粉から小麦粘土を作る場合には、小麦粉が舞い上がらないように注意が必要です。

③学校でよく用いるチョークはホタテの貝殻や卵殻が原料に用いられています。十分処理はされているようですが、症状の出現に注意しましょう。

第四章

免疫療法（ダニを使った治療法）

免疫療法とは、アレルゲンを身体に投与して、アレルギーを克服しようという治療法です。皮下注射で１００年の歴史があります。三十数年前までは一般診療の中で皮下注射による免疫療法（減感作療法）が盛んに行われていましたが、アレルギーの薬が開発されてきたことと、注射では痛みを伴うことや病院通いの大変さから、皮下注射による免疫療法は最近では下火になってきました。しかしぜんそくでの吸入ステロイド薬もアレルギーを抑えているだけで、決して治しているわけではありません。一方、免疫療法はアレルギーを治す根治療法です。

さらに２０１５年からスギ花粉症での舌下免疫療法が12歳以上のアレルギー性鼻炎に対して保険適応になりました。スギのアレルゲンエキスを舌の下に垂らして、免疫療法を行おうとするものです。同じくアレルギー性鼻炎ですが、ダニの舌下免疫療法も保険診療ができるようになりました。

アメリカから帰国した20年前に、私はダニを食べさせることでダニアレルギーを予防できないか考えていました。ちょうど漆職人さんが漆をなめて漆アレルギーにならないようにしているのと似ています。子どもだけでなく妊婦さんにダニを食べさせることも考えましたが、直接そのような臨床研究を行うことは危険です。そこでまず床に落ちたものを食べるかどうかという調査をしました。カーペットなどにはダニがいます。落ちたカマボコやあめ玉にはダニがくっつきますので、カーペットに落ちたものを拾って食べるかどうかについて、近くの幼稚園と小学校でアンケート調査をしました。結果ではアレルギー疾患のない子どもたちは落ちたあめ玉やカマボコを拾って食べると答えた割合が高いことが明らかとなりました。ただ落ちたものに付着するダニの量はそれほど多くはありませんので、むしろ衛生仮説、つまり落ちたものを拾って食べるような生活状況がアレルギー疾患の予防につながっていた可能性が高いと思われました。

現時点ではダニの舌下免疫療法はアレルギー性鼻炎にしか用いることができませんが、今後、この治療法がダニアレルギー疾患全般に広げられて、また12歳未満の子どもたちにも用いることができるようになってほしいと思います。ダニ対策と並行して、このダニ舌下免疫療法は期待が持てる治療法です。**（マンガ32）**

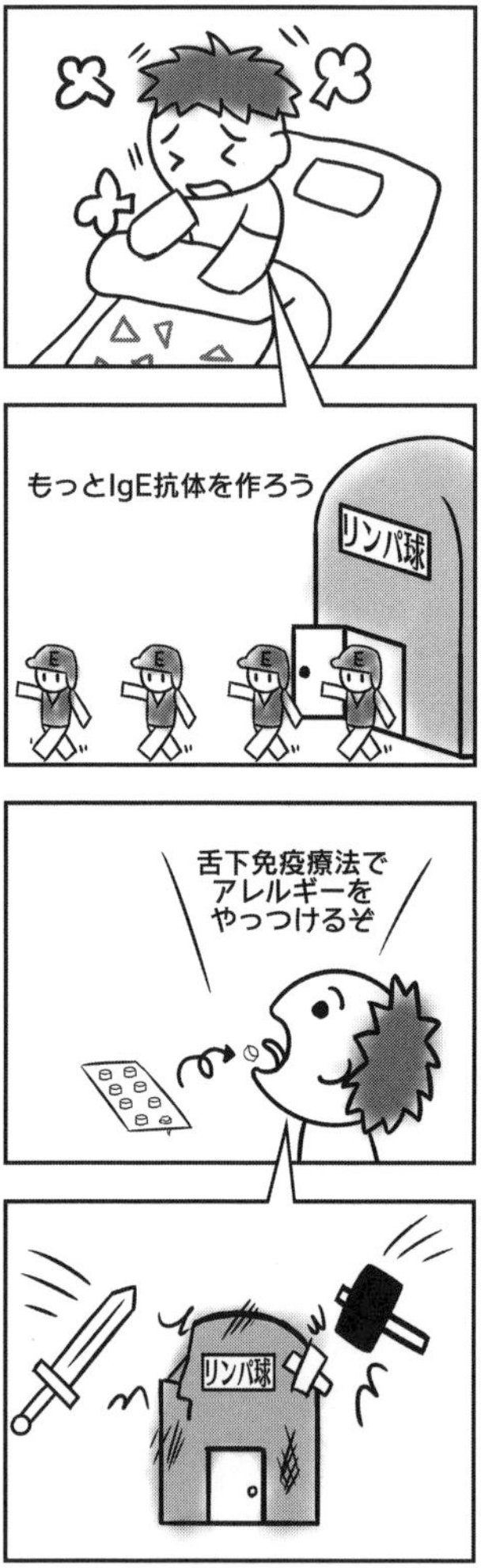
もっとIgE抗体を作ろう
リンパ球
E
舌下免疫療法で
アレルギーを
やっつけるぞ
リンパ球

マンガ32
舌下免疫療法でアレルギーを撲滅させるぞ！

終章

子どもたちの生活環境

子どもたちは生まれて間もなくから家庭生活が始まります。しばらくすると地域での生活、保育所や幼稚園での生活、さらに学校での生活が始まります。

1　家庭生活

家庭生活でのダニアレルゲン対策はこれまでに述べてきました。子どもたちは自ら進んで後片付けができるようにしなければなりません。大学生や社会人になって一人暮らしを始めたとたん、ぜんそくをぶり返してしまうことがあります。子どもたち自身もまずは後片付けができるようにし、さらには自分で掃除するように準備が必要です。アレルゲンだけでなく、家に帰った時には、うがいや手洗いも大切です。テレビやゲームでは、目だけではなく、脳もチカチカします。ゲームをしすぎて夜更かしをするのは身体によくありません。またテレビを見ながらの食事は消化にもよくありません。時には兄弟喧嘩もするでしょう。タバコの煙もあるかもしれません。家庭では家族としていろいろな注意が必要でしょうが、子どもたちにとって居心地の良い家庭を築いてほしいと思います。

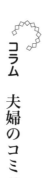

コラム　夫婦のコミュニケーション

結婚は、好きになった二人の共同生活、まさにバラ色です。毎日が楽しく、ラブラブです。相手のことを気遣いながらお互いの良いところを吸収し合っていくことができます。そうしてお互いに2倍も3倍も大きく成長していくことができます。

しかし、そんな中でも意見の違いは出てきます。これまで全く異なった生活環境で生きてきた二人が一緒に生活するのにお互いに違った意見がないはずはありません。

意見を出し合っていると、時には言い争いになることもあるでしょう。それはある意味、大切なことです。育児のことも含めて夫婦がお互いに意見を出し合うことです。そうしてより良い家庭を築いていくのです。

さて、言い過ぎになって喧嘩してしまった場合には、どうすればいいのでしょうか？　もちろんどちらかから、「ごめん、言い過ぎたよ」と謝ればいいのですが、それがなかなかうまくいかないことがあります。ただ、夫婦の寝室が一つで、一つのベッドなら、喧嘩した後、嫌でも一緒に床に入ります。夢うつつの中で仲直りとなります。ベッドはツインよりダブルがよいでしょう。またたとえば毎朝1台の車で通勤していれば、翌朝の出勤時にはどうするか、嫌でも決めなければなりません。お互い無視していれば、仕事にも行けません。そこに、仲直りのきっかけがあります。しかし、自分たちがそれぞれの車を持っていると、何も話さずに翌朝、出勤することができます。仲直りのチャンスもありません。車が2台あれば便利でしょう。しかし1台でお互いのスケジュールを調整しながらやりくりするのは、不便ではありますが、経済的なだけではなく、そこに会話も生まれ、いろいろなメリットが出てきます。便利さばかりを追求するのも考えものです。

2 地域社会

携帯のゲームなどが氾濫しており、子どもたちには友達づきあいに携帯のゲームが必須になっています。みんなで止めれば怖くありませんが、なかなか止められないのも事実でしょう。ゲームを取り上げても解決しませんが、子どもたちよ、とにかく外へ出よう！

私は京都市東山区の路地裏で出生し、狭い路地でピン球野球やビー玉、めんこ、コマ回しをしました。円山公園から将軍塚に向かう途中のところに陣地を造り、遊びました。地域のソフトボール大会があり、町内会で結束しました。近くの建仁寺で野球をして、怒られたこともよくあります。

遊びや運動の時は子ども同士だけで、大人はいませんでした。今はスポーツをする場合でも管理された中で、大人が監督をしています。何かあってもすぐに大人が仲介に入ります。子ども同士の関わりが乏しくなり、小さな諍《いさか》いがなくなりました。また叩かれたり小突かれたりするなどの痛みを感じることも少なくなっています。このような子どもたちだけの関わりの乏しさが、いじめ問題とも関係しているのではないでしょうか？

序章でも述べましたように、今の子どもたちは公園での砂遊びをあまりしません。動物の糞があるからでしょうか？　砂遊びは子ども同士の小さな社会で、時に喧嘩をし、砂をかけ合うこともあるでしょう。そんな中で、やりすぎてはいけないことも知っていきます。砂場で遊べたとしても、喧嘩すれば今はすぐに親が口出ししてしまうために、子どもたち自身で解決するすべを知らないままになっています。

今、いじめは度が過ぎています。それは小さないざこざを経験していないからでしょうか？　いじめ予防には、幼いうちから子どもたち同士の世界を、大人たちはあまり口出しせず、見守ることが大切ではないでしょうか？

家の外では車の排気ガスに注意が必要です。犬を連れて散歩している人や野良猫もいます。放課後のサッカーや野球ではまわりの雑草によってアレルギー症状が出ないか注意が必要です。道を歩いていると稲刈りや脱穀しているところもあります。黄砂やＰＭ２・５、工場からの排煙、オゾン層の破壊にも注意しなければなりません。

近年はますます核家族化が進み、共働きが増え、近所づきあいが疎くなっています。子どもたちが安心して生活できる、安全なまちは、自分たちで造るという気持ちが大切です。

3　保育所、幼稚園、学校

私は、京都市立六原小学校に通っていましたが、夕方まで校庭でよく遊んだものです。また、朝早く学校に集まり、サッカーをしたり、清水寺までランニングをしたこともありました。その時は、先生の付き添いがありました。そろばん塾に通う子どもは多かったのですが、勉強塾は珍しかったです。今は勉強が忙しく、学校の授業が終われば一目散に塾へ行くようです。

昔の先生は、言うことを聞かない子どもの頭を出席簿で叩いたり、足を蹴るなどということは、時々ありました。体罰がよいとは言いませんが、その時の先生の行為は暴力ではなく、そこには愛情があったように思います。その証拠に、卒業後の同窓会には担任の先生も呼んで一緒に昔を偲んだものです。今はすぐに親が口を出し、モンスターペアレントと化しています。教師が叱れず、学級崩壊も起こっています。子ども同士のいじめも深刻です。喧嘩の仕方も知りません。管理するのではなく、子どもたち自身の社会を大切にする必要があります。些細なことに親が口出ししないことが大切です。学校では教師を信じて託すことも必要です。

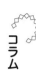

コラム　親子で携帯？

診察室の待合では、親子揃って携帯をいじっています。ゲームやラインでもしているのでしょうか？　親子の会話が全く聞かれません。昔は何かの待ち時間には、しりとりをしたり、何も道具がなくてもいろいろゲームを工夫したものです。そういうところでも創造力が鍛えられたのに。

あとがき

ダニは家の中にいます。保育所や学校にもいます。一旦アレルギーを発症してしまったからには、ダニがどこにいるかを知り、ダニ対策の方法を知って、実行するしかありません。ダニ舌下免疫療法も期待できますが、低年齢児まで、また予防も含めて広く使えるには、もう少し時間が必要でしょう。

現代社会では、ダニアレルギーの子どもたちだけではなく、多くの子どもたちが、さまざまな苦難の中で生活しています。その元凶のひとつは、管理された社会にあると言ってよいと思います。子どもたちには子どもたち自身の社会の中で、いろいろな経験をしてほしいと思います。時には喧嘩もし、痛い目にもあうかもしれませんが、それが社会です。大人の管理下ではなく、子どもたちは子どもの社会で生活することが大切です。またゲームの中のバーチャルな世界は現実ではありません。生の社会に身を置いてほしいものです。

子どもたちの社会の中で、その厳しさも知り、その対処方法を小さいうちから考え、実行することが大切ではないかと思います。そんな生活環境も子どもたちには必要ではないでしょうか？

最後になりましたが、この本の制作にあたり、特に白井秀治さんと古家（木寺）さやかさんから貴重なご意見をいただきました。白井さんは、1年前に東京環境アレルギー研究所（ITEA）を退職し、環境アレルゲンinfo and care株式会社を設立されました。これまで防ダニ枕を用いた臨床研究や布団丸洗い研究など、ダニ対策に一緒に取り組んできました。天理よろづ相談所病院小児科での母親教室でも数回にわたり掃除の仕方の講演をしていただきました。古家さんは、天理よろづ相談所病院小児病棟の看護師さんで、日本小児難治喘息・アレルギー疾患学会認定の小児アレルギーエデュケーターであり、アレルギーの子どもたちの指導にも精力的に努めてこられました。そのほかにも病院や学会関係者、また家族も含め多くの方々にお世話になってきましたことをここに感謝して、締めとさせていただきます。

南部　光彦（なんぶ　みつひこ）

1955年8月10日生まれ

現職：
天理よろづ相談所病院小児科部長、小児アレルギーセンター長
京都大学医学部臨床教授

略歴：

1974（昭和49）年３月	京都市立堀川高校卒業
1981（昭和56）年３月	京都大学医学部卒業
同　年５月	医師免許取得
同　年６月	京都大学医学部附属病院小児科　研修医
1982（昭和57）年７月	兵庫県立塚口病院小児科勤務
1986（昭和61）年４月	京都大学医学部大学院内科系入学
1990（平成２）年３月	同上　修了（医学博士号取得）
同　年４月	福井赤十字病院小児科勤務
同　年８月	京都大学医学部小児科　助手
1992（平成４）年４月	同上　休職 アメリカ合衆国アイオワ大学病理学教室留学
1995（平成７）年４月	天理よろづ相談所病院小児科勤務
2001（平成13）年９月	同上　小児アレルギーセンター　副部長
2005（平成17）年４月	同上　小児科部長、小児アレルギーセンター長
2013（平成25）年12月	兼　京都大学医学部臨床教授

学会活動
日本小児科学会専門医
日本小児科学会近畿地区代議員
日本小児科学会近畿地区資格認定委員会委員
日本小児科学会奈良地方会評議員

日本アレルギー学会認定指導医
日本アレルギー学会代議員
日本アレルギー学会広報委員会Web編集専門部会委員

日本小児アレルギー学会理事
日本小児アレルギー学会疫学委員会委員

日本小児アレルギー学会学校管理表評価ワーキンググループ委員
日本小児アレルギー学会災害対応ワーキンググループ委員
日本小児アレルギー学会小児喘息コントロール評価ワーキンググループ委員
第52回日本小児アレルギー学会会長（2015年）

日本小児難治喘息・アレルギー疾患学会編集委員
第25回日本小児難治喘息・アレルギー疾患学会会長（2008年）

韓国小児アレルギー呼吸器学会招待講演（2012年）
第７回ダウン症療育研究会会長（2009年）
第16回ダウン症療育研究会会長（2014年）
日本小児保健協会代議員

医師会・地域医療活動
天理地区医師会理事
天理市「いじめ・問題行動等対策委員会」委員
奈良県社会保険診療報酬請求書審査委員会審査委員
奈良県難病等対策協議会委員
奈良県小児慢性特定疾病審査会委員
奈良市小児慢性特定疾病審査会委員

（2016年６月30日現在）

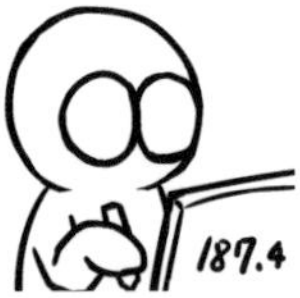

イラスト
百八七四　しょう（おはなし　しょう）

ブログアドレス：http://187bell.blog.fc2.com/
健康のために一駅降りて歩くのですが、道の途中に除草作業の契約社員として雇われたヤギがいました。でも名前が牛夫でした。
普段はフラッシュアニメを作っていますので、デジタルグラフィックに強いです。個人のお仕事は初めてです。今回の本の制作をお手伝いさせて頂くにあたり、南部先生はもちろん、お声掛け下さったＳさん、対応してくださった東京図書出版の担当者様、助けてくださったＫさん、Ｕさん、課長、姉、本当にありがとうございました。

アレルギーから子どもを守る
— ダニ対策24の秘訣 —

2016年10月 9 日　初版発行

著　者　南 部 光 彦
発行者　中 田 典 昭
発行所　東京図書出版
発売元　株式会社 リフレ出版
〒113-0021　東京都文京区本駒込 3-10-4
電話 (03)3823-9171　FAX 0120-41-8080
印　刷　株式会社 ブレイン

ISBN978-4-86641-000-5 C2047
Printed in Japan 2016
落丁・乱丁はお取替えいたします。

ご意見、ご感想をお寄せ下さい。

［宛先］〒113-0021　東京都文京区本駒込 3-10-4
東京図書出版